Kruse-Jarres

Charts der Labordiagnostik

Charts der Labordiagnostik

Jürgen D. Kruse-Jarres

Georg Thieme Verlag
Stuttgart · New York 1993

Prof. Dr. med. Jürgen D. Kruse-Jarres
Katharinenhospital
Institut für Klinische Chemie und Laboratoriumsmedizin
Kriegsbergstr. 60
7000 Stuttgart 1

Die Deutsche Bibliothek – CIP-Einheitsaufnahme

Kruse-Jarres, Jürgen D.:
Charts der Labordiagnostik / Jürgen D. Kruse-Jarres. –
Stuttgart ; New York : Thieme, 1993

Wichtiger Hinweis: Wie jede Wissenschaft ist die Medizin ständigen Entwicklungen unterworfen. Forschung und klinische Erfahrung erweitern unsere Erkenntnisse, insbesondere was Behandlung und medikamentöse Therapie anbelangt. Soweit in diesem Werk eine Dosierung oder eine Applikation erwähnt wird, darf der Leser zwar darauf vertrauen, daß Autoren, Herausgeber und Verlag große Sorgfalt darauf verwandt haben, daß diese Angabe dem Wissensstand bei Fertigstellung des Werkes entspricht.

Für Angaben über Dosierungsanweisungen und Applikationsformen kann vom Verlag jedoch keine Gewähr übernommen werden. Jeder Benutzer ist gehalten, durch sorgfältige Prüfung der Beipackzettel der verwendeten Präparate und gegebenenfalls nach Konsultation eines Spezialisten festzustellen, ob die dort gegebene Empfehlung für Dosierungen oder die Beachtung von Kontraindikationen gegenüber der Angabe in diesem Buch abweicht. Eine solche Prüfung ist besonders wichtig bei selten verwendeten Präparaten oder solchen, die neu auf den Markt gebracht worden sind. Jede Dosierung oder Applikation erfolgt auf eigene Gefahr des Benutzers. Autor und Verlag appellieren an jeden Benutzer, ihm etwa auffallende Ungenauigkeiten dem Verlag mitzuteilen

Geschützte Warennamen (Warenzeichen) werden *nicht* besonders kenntlich gemacht. Aus dem Fehlen eines solchen Hinweises kann also nicht geschlossen werden, daß es sich um einen freien Warennamen handele.

Printed in Germany
Datenaufbereitung und Layout: Georg Thieme Verlag
Belichtung: Visacom GmbH, 7300 Esslingen
Druck: Druckhaus Götz, 7140 Ludwigsburg

ISBN 3-13-799001-7

Vorwort

Besteht nicht auf dem Büchermarkt ein ausreichendes Angebot an Büchern aus dem Bereich der Laboratoriumsmedizin? Ist darüber hinaus nicht auch dem Wissensdrang verschiedenster Zielgruppen (Ärzte, Medizinstudenten, MTA usw.) und verschiedenster Subdisziplinen (Klinische Chemie, Mikrobiologie, Hämatologie usw.) in qualitativ und quantitativ ausreichendem Umfang Genüge getan?

Die Präsentation des vorliegenden Buches für die Kitteltasche antwortet für sich: Nein!

Das Buch will die Lücke schließen, die manches Labor durch die Herausgabe eines eigenen Manuals zu überbrücken sucht: die kenngrößenbezogene, schnelle Information in Klinik und ärztlicher Praxis über die Wertigkeit von Laboruntersuchungen für Anfänger im ärztlichen Beruf (Medizinstudenten, PJler, AIP, junge Assistenzärzte) und medizinische Assistenzberufe (Schwestern, Pfleger, MTA, Arzthelferinnen, Diätassistentinnen, Krankengymnastinnen usw.).

Es wurde daher eine Art Lexikon entwickelt, das durch alphabetische Anordnung nach konsequent durchgeführtem Muster auf jeweils einer Seite das Auffinden praktisch wichtiger Informationen (z.B. Indikation zur Bestimmung, Patientvorbereitung, Einflußgrößen und Störfaktoren) erleichtert.

Sie können dies in dreierlei Weise nutzen:

- ❐ Sie wollen eine Laboruntersuchung durchführen (lassen) und wissen, was zu beachten ist: Zu diesem Zweck schlagen Sie im **Laborwerte-Register** die Kenngröße nach und werden auf die entsprechende Seite verwiesen, auf welcher Hinweise über Patientvorbereitung, Probengewinnung, Einflußgrößen, Störfaktoren und Probentransport stehen.
- ❐ Sie erhalten einen Laborwert und möchte wissen, wie dieser zu bewerten ist: Auch in diesem Fall führt die Kenngröße im **Laborwerte-Register** zur richtigen Seite. Dort finden Sie Angaben über pathobiochemische Aussagen, die wichtigsten Erkrankungen, Normalwerte, in konventionellen Einheiten

(z.B. Massenkonzentrationen) sowie in SI-Einheiten (z.B. Stoffmengenkonzentrationen), und bei Medikamenten über optimale therapeutische Bereiche.

❐ Sie gehen vom klinischen Bild aus, haben einen Verdacht auf eine Erkrankung und möchte wissen, welche Kenngrößen zur Bestätigung bzw. zum Ausschluß seines Verdachts am geeignetsten sind: Hier liefert Ihnen das **Indikationen-Register** Verweise auf Laborparameter, die Ihnen bei Diagnostik, Differentialdiagnostik oder zur Verlaufskontrolle von Nutzen sein können.

Um trotz des alphabetischen Diktats eines Lexikons einen gewissen Überblick über einzelne Bereiche der Laboratoriumsmedizin zu erhalten und um die logische Zusammengehörigkeit einzelner Parameter zu demonstrieren, wurden die Kenngrößen in 15 Gruppen zusammengefaßt:

1. Klinische Chemie
2. Enzyme
3. Proteine
4. Immunologie
5. Serologie
6. Lipide
7. Hormone
8. Tumormarker
9. Medikamente
10. Besondere Untersuchungen
11. Blutgase
12. Hämatologie
13. Hämostaseologie
14. Funktionstests
15. Mikrobiologie

Diese Anordnung soll auch dazu dienen, beim Durchblättern die wichtigsten Prameter spezieller labordiagnostischer Bereiche kennenzulernen und die Wertigkeit einzelner Kenngrößen dieser Bereiche gegeneinander abzuwägen. Ziel dieses Buches soll es damit u.a. auch sein, Laboruntersuchungen gezielter anzufordern und somit die Analysenflut und die damit verbundenen Kosten einzudämmen.

Im Hinblick auf die Mikrobiologie (Bakteriologie, Parasitologie, Mykologie, Virologie) wurde, soweit dies kulturell-biologische Eigenschaften betrifft, bewußt auf eine Darstellung einzelner Kenngrößen verzichtet, da sich die klinischen Fragestellungen nach Infektionsursachen in ihrer Richtung gleichen und Antworten in der Regel keine quantitativen Aussagen beinhalten. Da jedoch bei der Präanalytik und insbesondere bei Probengewinnung und Probentransport verschiedenen Materials Besonderheiten zu berücksichtigen sind, um zu einem relevanten Ergebnis zu kommen, werden die Bereiche exemplarisch für die verschiedenen Untersuchungsmaterialien behandelt.

Bei der Konzeption und der Durchsicht des Manuskriptes war mir meine Mitarbeiterin Frau Effenberger-Klein sehr hilfreich, wofür ich ihr sehr dankbar bin. Erheblichen Einfluß auf die Optimierung des Manuskriptes und auf die letztendliche Gestaltung des Buches hat Herr Dr. Jürgen Lüthje vom Thieme-Verlag, dessen Vorschläge ich gerne aufgenommen und eingearbeitet habe. Auch ihm sei ein besonderer Dank!

Stuttgart, Frühjahr 1993 Jürgen D. Kruse-Jarres

Inhaltsverzeichnis

Verzeichnis der Abkürzungen

AAS	Atomabsorptionsspektralphotometrie
ACE	Angiotensin Converting Enzyme
ACPA	Anti Cytoplasma Antikörper
ACTH	Adrenocorticotropes Hormon
ADH	Alkohol-Dehydrogenase
ADH	Antidiuretisches Hormon
ADP	Adenosindiphosphat
AFP	Alpha-Fetoprotein
Ag	Antigen
AGM	Anti Glatte Muskulatur
AGS	Adrenogenitales Syndrom
AIDS	Acquired Immune Deficiency Syndrome
Ak	Antikörper
Al	Aluminium
Ala	Alanin
ALA	Delta-Amino Levulinic Acid, Delta-Aminolävulinsäure (ALS)
ALP	Alkalische Leukozytenphosphatase
α_2-M	α_2-Makroglobulin
ALS	Delta-Aminolävulinsäure (= ALA)
ALT	Alanin-Aminotransferase (= GPT)
AMA	Anti Mitochondrien Antikörper
AMP	Adenosinmonophosphat
ANA	Anti Nucleus Antikörper
ANF	Antinukleäre Faktoren
AP	Alkalische Phosphatase
ASL	Anti-Staphylolysin
ASM	Anti smooth muscle
ASS	Acetylsalicylsäure
AST	Anti-Streptolysin
AST	Aspartat-Aminotransferase (= GOT)
AT III	Antithrombin III
ATP	Adenosintriphosphat
BE	Base Excess, Basenabweichung

BKS	Blutkörperchensenkung
β_2-M	β_2-Mikroglobulin
BSG	Blutsenkungsgeschwindigkeit
BUN	Blood Urea Nitrogene, Blutharnstoff-Stickstoff
Ca	Calcium
CAF	Celluloseacetatfolie
cAMP	Cyclisches Adenosinmonophosphat
CCK	Cholecystokinin
Cd	Cadmium
CEA	Carcinoembryonales Antigen
CHE	Cholinesterase
CK	Creatinkinase
CK-BB	CK-Isoenzym Brain
CK-MB	CK-Isoenzym Myocard
CK-MiMi	Mitochondriale CK
CK-MM	CK-Isoenzym Muscle
Cl	Chlorid
CMV	Cytomegalie Virus
CO-Hb	Kohlenmonoxid-Hämoglobin
CPK	Creatinphosphokinase (veralteter Begriff), = CK
CRF	Corticotropin Releasing Factor
CRP	C-reaktives Protein
Cu	Kupfer
DALA	δ-Amino Levulinic Acid, Delta-Aminolävulinsäure (DALS)
DALS	δ-Aminolävulinsäure (= DALA)
DHEA-S	Dehydroepiandrosteron-Sulfat
DIC	Disseminierte intravasale Coagulation
DNA	Desoxyribonucleinic Acid, Desoxyribonukleinsäure
DNS	Desoxyribonukleinsäure (= DNA)
DOPA	Dioxyphenylalanin
dsDNS	Doppelstrang-Desoxyribonukleinsäure
E	Einheit
E_2	Östradiol
EBK	Eisenbindungskapazität
EBV	Epstein Barr Virus
EDTA	Ethylendiamintetraacetat, Äthylendiamintetraessigsäure
EIA	Enzymimmunoassay

ELISA	Enzyme Linked Immuno Sorbent Assay
EMIT	Enzyme Multiple Immuno Techniques
ENA	Extrahierbares nukleäres Antigen
ERCP	Endoskopische retrograde Cholangio-Pankreatikographie
FDP	Fibrin(ogen) Degradation Products (= FSP)
Fe	Eisen
fHb	Freies Hämoglobin
FSH	Follikel stimulierendes Hormon
FSME	Frühsommer-Meningoenzephalitis
FSP	Fibrin(ogen) spaltende Produkte
FTA	Fluoreszenz-Treponema-Antikörper
G-GT	γ-Glutamyl-Transferase
GFR	Glomeruläre Filtrationsrate
GHRH	Growth Hormone Releasing Hormone
GLDH	Glutamat-Dehydrogenase
GOT	Glutamat-Oxalacetat-Transaminase (= AST)
GPT	Glutamat-Pyruvat-Transaminase (= ALT)
HAV	Hepatitis A Virus
Hb	Hämoglobin
HBc	Hepatitis B Core (Kern)
HBDH	Hydroxybutyrat-Dehydrogenase
HbE	Hämoglobin des Erythrozyten (= MCH)
HBe	Hepatitis B Envelope (Hülle)
HBs	Hepatitis B Surface (Oberfläche)
HBV	Hepatitis B Virus
HCG	Humanes Choriongonadotropin
HCO_3	Bicarbonat
HCS	Humanes Chorion Somatotropin (= HPL)
HCT	Humanes Calcitonin
HCV	Hepatitis C Virus
HDL	High Density Lipoprotein
HDV	Hepatitis D Virus (Delta)
Hg	Quecksilber
HGH	Human Growth Hormone, Wachstumshormon, Somatotropes Hormon (STH), Somatotropin
HHL	Hypophysenhinterlappen
HIES	Hydroxyindolessigsäure
HIV	Humanes Immundefizienz Virus

Hkt	Hämatokrit
HPL	Humanes Plazenta Laktogen (= HCS)
HPLC	High Pressure Liquid Chromatography, Hochdruckflüssigkeitschromatographie
HPT	Hyperparathyreoidismus
HSV	Herpes simplex Virus
HVA	Homovanillinic Acid, Homovanillinsäure
HVL	Hypophysenvorderlappen
HVS	Homovanillinsäure (= HVA)
IE	Internationale Einheit
IFT	Immunfluoreszenz-Technik
Ig	Immunglobulin
INH	Inhibitor
IR	Infrarot
ISE	Ionen-selektive Elektrode
ivGTT	Intravenöser Glukosetoleranztest
K	Kalium
KHK	Koronare Herzkrankheit
LCAT	Lecithin Cholesterin Acyl Transferase
LDH	Laktatdehydrogenase
LDL	Low Density Lipoprotein
LE	Lupus erythematodes
LH	Luteinisierendes Hormon
LHRH	Luteinizing Hormone Releasing Hormone
Li	Lithium
LIA	Lumineszenzimmunoassay
Lp (a)	Lipoprotein (a)
Lp-X	Lipoprotein X
MAK	Maximal zulässige Arbeitsplatzkonzentration
MAO	Monoaminooxydase
MAST	Multipler Allergen Sorbent-Test
MCH	Mittleres Hämoglobin der Erythrozyten (= HbE)
MCHC	Mittlere Hämoglobinkonzentration der Erythrozyten
MCV	Mittleres Zellvolumen der Erythrozyten
Met-Hb	Methämoglobin
Mg	Magnesium
MS	Multiple Sklerose
Na	Natrium
NANBH	Non A/Non B Hepatitis (Hepatitis C)

NBT	N-Benzoyl-L-Tyrosyl
NH_3	Ammoniak
NH_4	Ammonium-Ion
NNM	Nebennierenmark
NNR	Nebennierenrinde
oGTT	Oraler Glucosetoleranztest
OHCS	Hydroxycorticosteroide, 17-OHCS
OHD	Hydroxy Vitamin D
P	Phospor
PABA	p-Amino Benzoic Acid, p-Aminobenzoesäure
PAGE	Polyacrylamidgel-Elektrophorese
PAP	Prostatic Acid Phosphatase, Prostatasaure Phosphatase (PSP)
Pb	Blei
PBG	Porphobilinogen
PCA	Parietal Cell Antigen, Anti-Parietalzellen
pCO_2	Kohlendioxid-Partialdruck
PCP	Primär-chronische Polyarthritis
PEG	Polyethylenglycol, Polyäthylenglykol
pH	Wasserstoffionenkonzentration
Phe	Phenylalanin
PKU	Phenylketonurie
PMN	Polymorphkernige neutrophile Leukozyten
pNA	p-Nitroanilin
pO_2	Sauerstoff-Partialdruck
Pro	Prolin
PSA	Prostata spezifisches Antigen
PSP	Prostatasaure Phosphatase (= PSA)
PTH	Parathormon, Parathyreoidhormon
PTT	Partielle Thromboplastinzeit
PTZ	Plasmathrombinzeit (= TZ)
PTZ	Prothrombinzeit (= Quick)
PZ	Pankreozymin
RAST	Radio Allergen Sorbent-Test
RBP	Retinol-bindendes Protein
RES	Retikuloendotheliales System
RF	Rheumafaktoren
RIA	Radioimmunoassay
RNA	Ribonucleinic Acid, Ribonukleinsäure

RNS	Ribonukleinsäure (= RNA)
Se	Selen
SHBG	Sexualhormon bindendes Globulin
SP	Saure Phosphatase
ssDNS	Singelstrang-Desoxyribonukleinsäure
SSW	Schwangerschaftswoche
STH	Somatotropes Hormon, Somatotropin, Human Growth Hormone (HGH), Wachstumshormon
Succ	Succinyl (Bernsteinsäure-Rest)
t-PA	Tissue Plasminogene Activator
TAT	Thrombin-Antithrombin III-Komplex
TBG	Thyroxin bindendes Globulin
TEG	Thrombelastogramm
TGAK	Thyreoglobulin-Antikörper
TMAK	Thyreoidea-Mikrosomen Antikörper
TP	Total-Protein
TPA	Tissue Polypeptide Antigen
TPHA	Treponema pallidum Hämagglutination
TRAK	Thyreoidea-Rezeptoren Antikörper
TRH	Thyreoidea Releasing Hormone
TSH	Thyreoidea stimulierendes Hormon
TZ	Thrombinzeit
U	Unit, Internationale Einheit
UV	Ultraviolett
VDRL	Veneral Disease Research Laboratory
VLDL	Very Low Density Lipoprotein
VMA	Vanillyl Mandelic Acid, Vanillinmandelsäure (VMS)
VMS	Vanillinmandelsäure (= VMA)
Zn	Zink
ZNS	Zentralnervensystem

Klinische Chemie

Bilirubin (Blut)

Aussage:	Erfassung von Störungen des Hämoglobin-Abbaus und der Farbstoffelimination in der Leber
normal:	Gesamt: <1,2 mg/dl = <21 µmol/l, direkt: <0,3 mg/dl = <3 µmol/l
erhöht:	Vorwiegend *direktes Bilirubin*: Hepatitis, Leberzirrhose, intra- und post-hepatische Cholestase, Cholangitis, funktionelle Hyperbilirubinämie (Dubin-Johnson);*indirektes Bilirubin*: Perniziöse Anämie, angeborene und erworbene Hämolysen, funktionelle Hyperbilirubinämie (Morbus Meulengracht)
vermindert:	Nicht relevant
Präanalytik:	Sachgemäße venöse Stauung (unter 2 Minuten) beachten!

Material:	Serum (Plasma)	**Medium:**	Nativ
Volumen:	1 ml	**Transport:**	Hämolysefrei

Methode:	Photometrie (Diazo reagiert direkt mit konjugiertem Bilirubin, unkonjugiertes Bilirubin braucht einen zusätzlichen Akzelerator)
Besonderheiten:	Medikamente (Propranolol, Histidin, Dopa, Nicotinsäure, Rifampicin, Theophyllin und Tyrosin) verursachen durch Interferenzen mit Diazofarbstoffen Störungen i.S. falsch erhöhter Werte. Hämolyse verursacht falsch zu niedrige Werte
Indikation:	Differentialdiagnose und Verlaufskontrolle des **Ikterus**

Bilirubin (Urin)

Aussage:	Erfassung von Störungen des konjugierten, direkt reagierenden Hb-Abbauproduktes
normal:	Negativ
erhöht:	Intra- und extrahepatischer Verschlußikterus, Hepatitis, Leberzirrhose
vermindert:	Kommt physiologischerweise nicht vor
Präanalytik:	Mittelstrahlurin in sterilem Gefäß auffangen

Material:	Spontanurin	**Medium:**	Frisch
Volumen:	10 ml	**Transport:**	Sofort bestimmen

Methode:	Nachweis des Gesamt-Bilirubins mit Teststreifen (Azofarbstoff durch Kupplung mit Diazoniumsalz)
Besonderheiten:	Oxidation durch längeres Stehen vermeiden (falsch zu niedrige Werte)! Ascorbinsäure und Nitrit stören die Empfindlichkeit des Teststreifens. Medikamente (z.B. Phenazopyridin) täuschen Erhöhung vor
Indikation:	Diagnose und Verlaufskontrolle des **Verschlußikterus**

Blut (Stuhl)

Aussage:	Erfassung von okkultem Blut bei Blutungen im Intestinaltrakt
normal:	Negativ
erhöht:	Blutende Ulzera und Tumoren des Gastrointestinaltrakts
vermindert:	Nicht relevant
Präanalytik:	3 Tage kein Fleisch essen! Einnahme von Ascorbinsäure vermeiden.

Material:	Stuhl	**Medium:**	Testbriefchen 3x
Volumen:	Ausstrich	**Transport:**	Frisch

Methode:	Oxidation von Guajak-Harz auf Filterpapier durch die Oxidase der Erythrozyten (Haemoccult)
Besonderheiten:	Wurde das Blut innerhalb des Magen-Darm-Traktes bereits in eisenfreies Porphyrin abgebaut, so entzieht es sich dem Nachweis
Indikation:	Intestinale **Blutungen (Magen-Darmtrakt)**

Calcium (gesamt) (Ca) (Blut)

Aussage:	Erfassung von Regulationsstörungen durch Parathormon, Dihydroxicholecalciferol und Calcitonin		
normal:	2,0–2,8 mmol/l		
erhöht:	Primärer Hyperparathyreoidismus, D-Hypervitaminosen, Neoplasmen, Hyperthyreose, Morbus Addison, Morbus Boeck, Leukosen, Pankreatitis		
vermindert:	Hypoparathyreoidismus, Vitamin-D-Mangel, Hyperkalzitoninämie (medulläres Schilddrüsenkarzinom), Niereninsuffizienz		
Präanalytik:	Beeinflussende Medikamente nach Möglichkeit mindestens 48 Stunden vor Blutentnahme absetzen		
Material:	Serum (Plasma)	**Medium:**	Nativ
Volumen:	1 ml	**Transport:**	Frisch
Methode:	a) Flammenphotometrie, b) Atomabsorptionsspektrometrie (AAS), c) Komplexometrie (Kresolphthalein)		
Besonderheiten:	Therapie mit Thiaziden, Östrogenen und Lithium kann eine Hyperkalzämie verursachen; Furosemide, Etacrynsäure und Antiepileptika können eine Hypokalzämie bewirken		
Indikation:	**Wachstumsstörungen**, **Osteoporose**, **Nebennierenrinden**-Insuffizienz, Funktionsstörungen der **Nebenschilddrüse**, chronische **Nierenerkrankungen, Nierensteine**		

Calcium (frei) (Ca) (Blut)

Aussage:	Erfassung von Störungen des biologisch aktiven Teils am gesamten Calcium (üblicherweise ca. 50%)
normal:	1,12–1,23 mmol/l
erhöht:	Primärer Hyperparathyreoidismus, D-Hypervitaminosen, Hyperthyreose, Morbus Addison, metastasierende Malignome
vermindert:	Malabsorption, Hypoparathreoidismus, Alkalose (z.B. Hyperventilation)
Präanalytik:	Anaerobe Blutentnahme aus ungestauter Vene

Material:	Serum (Vollblut)	**Medium:**	Heparin
Volumen:	1 ml	**Transport:**	Sofort, kühl

Methode:	a) Ionen-selektive Elektrode, b) Komplexometrisch; Berechnung mit Siggard-Andersen-Formel
Besonderheiten:	Korrektur über die Protein-Konzentration ist nur approximativ. Bestimmung nur bei normaler Gesamteiweiß-Konzentration sinnvoll
Indikation:	Funktionsstörungen der **Nebenschilddrüse**

Calcium (gesamt) (Ca) (Urin)

Aussage: Erfassung von Regulationsstörungen durch Parathormon, Dihydroxicholecalciferol und Calcitonin

normal: 2,5–10,0 mmol pro Tag

erhöht: Primärer Hyperparathyroidismus, D-Hypervitaminosen, Neoplasmen, Hyperthyreose, Morbus Cushing, Cushing-Syndrom, tubuläre Azidose

vermindert: Hypoparathyreoidismus, Ca-Malabsorption, Niereninsuffizienz

Präanalytik: Beeinflussende Medikamente nach Möglichkeit mindestens 48 Stunden vor Blutentnahme absetzen; Urinmengen nach Blasenentleerung ab 8 Uhr morgens messen und bis 8 Uhr des nächsten Tages sammeln

Material: Probe des 24-Stunden-Urins

Medium: 5%ige HCl

Volumen: 5 ml

Transport: 24-Stunden-Menge angeben

Methode: a) Flammenphotometrie, b) Komplexometrie (Kresolphthalein)

Besonderheiten: Therapie mit Diuretica (Furosemid, Etacrynsäure), Östrogene und Lithium können eine Hyperkalzurie verursachen

Indikation: Funktionsstörungen der **Nebenschilddrüse**, ergänzende Untersuchung zur Serumbestimmung

Chlorid (Cl) (Blut)

Aussage:	Erfassung von Gleichgewichtsstörungen des Säure-Basen- und Elektrolythaushalts
normal:	95–107 mmol/l
erhöht:	Renale tubuläre Azidose, metabolische Azidose, chronische Hyperventilation, Fieber, Hypoaldosteronismus
vermindert:	Intestinale Verluste, metabolische Alkalose, Diuretika (Furosemid), Hyperaldosteronismus, Cushing-Syndrom
Präanalytik:	Keine Besonderheiten

Material:	Serum (Plasma)	**Medium:**	Heparin
Volumen:	1 ml	**Transport:**	Frisch

Methode:	a) Potentiometrie (ionen-selektiv), b) Kolorimetrie (Quecksilberthiocyanat)
Besonderheiten:	Wichtige Kenngröße zur Berechnung der Anionenlücke: $Na^+ - (Cl^- - HCO_3^-)$ (normal: 8–16 mmol/l). Vollblut bald abzentrifugieren, sonst werden zu niedrige Werte gemessen (Chlorid-shift durch laufend zu ersetzenden HCO_3-Verlust). Halogene stören die Potentiometrie. Gummi (Sulfhydril-Gruppen) führt zu falsch hohen Werten (Gummistopfen vermeiden!).
Indikation:	Störungen des **Elektrolyt-** und **Säure-Basen-Haushalts**

Chlorid (Cl) (Schweiß)

Aussage: Erfassung von Störungen des Elektrolyttransports durch die Zellmembran

normal: unter 70 mmol/l

erhöht: Mukoviszidose (zystische Pankreasfibrose: erbliche Endokrinopathie des Neugeborenen mit Mekonium-Ileus, Malabsorption, Lungenatelektasen, Bronchiektasen, Sinusitis)

vermindert: Nicht relevant

Präanalytik: Ausreichende Schweißgewinnung nur nach parasympathikomimetischer Stimulation (Pilocarpin)

Material: Schweiß

Medium: Nativ

Volumen: 1 ml

Transport: Frisch

Methode: a) Pilocarpin-Iontophorese, b)Shwachman-Test

Besonderheiten: Der Test gilt der Absicherung der Verdachtsdiagnose Mukoviszidose nach Vorliegen eines positiven Ergebnisses im Neugeborenen-Screening (1. Lebenstag: Mekonium-Test; 5. Lebenstag: Trypsin-Test)

Indikation: Absicherung des Verdachts auf **Mukoviszidose**

Chlorid (Cl) (Urin)

Aussage:	Erfassung von Störungen des Elektrolyt- und Säure-Basen-Haushaltes
normal:	140–280 mmol pro Tag
erhöht:	Chlorid-resistente Alkalose bei primärem Hyperaldosteronismus oder ACTH-produzierendem Tumor, Therapie mit Schleifendiuretika
vermindert:	Vermindertes Tubulusangebot (z.B. extrarenale Chlorid-Verluste durch Erbrechen oder Diarrhoe), verminderte Zufuhr durch die Nahrung
Präanalytik:	Keine Besonderheiten; Urinmengen nach Blasenentleerung ab 8 Uhr morgens messen und bis 8 Uhr des nächsten Tages sammeln

Material:	Probe des 24-Stunden-Urins	**Medium:**	Nativ
Volumen:	5 ml	**Transport:**	24-Stunden-Menge angeben
Methode:	a) Potentiometrie (ionenselektiv), b) Kolorimetrie (Quecksilberthiocyanat)		

Besonderheiten:	Gummi (Sulfhydril-Gruppen) führt zu falsch hohen Werten (Gummistopfen vermeiden!). Bestimmung nur gemeinsam mit der Bestimmung im Blut sinnvoll. Halogene stören Methode a)
Indikation:	Störungen der **Elektrolyt**- und **Wasserbilanz**; Störungen des **Säure-Basen-Haushaltes**

Chlorid (Cl) (Liquor)

Aussage: Erfassung von Störungen der Osmoregulation zwischen Serum und Liquor

normal: 120–130 mmol/l

erhöht: Nicht ZNS-spezifisch; parallel zum Natrium

vermindert: metabolische Alkalose

Präanalytik: Materialgewinnung unter sterilen Bedingungen durch Lumbalpunktion beim nüchternen Patienten

Material: Liquor

Medium: Nativ

Volumen: 1 ml

Transport: Frisch

Methode: a) Potentiometrie (ionenselektiv),
b) Kolorimetrie (Quecksilberthiocyanat)

Besonderheiten: Gummi (Sulfhydril-Gruppen) führt zu falsch hohen Werten (Gummistopfen vermeiden!). Messungen nur parallel zu Natrium- und entsprechenden Serum-Bestimmungen sinnvoll. Halogene stören Methode a)

Indikation: Ergänzende Untersuchung zur Erkennung von Störungen der **Blut-Hirn-Schranke**

Creatinin (Blut)

Aussage: Erfassung von Funktionsstörungen der Nieren (renale Eliminationsfähigkeit)

normal: Männer: <1,2 mg/dl = <106 μmol/l,
Frauen:<0,9 mg/dl = <79,6 μmol/l

erhöht: Niereninsuffizienz (Einschränkung der glomerulären Filtration), Muskeltraumata, Verbrennungen, degenerative Muskelprozesse

vermindert: Renale Hyperperfusion (juveniler Diabetes mellitus, Schwangerschaft)

Präanalytik: Beeinflussende Medikamente nach Möglichkeit mindestens 48 Stunden vor Blutentnahme absetzen

Material:	Serum (Plasma)	**Medium:**	Nativ
Volumen:	1 ml	**Transport:**	Frisch

Methode: a) Enzymatisch (Creatininase),
b) Jaffé-Reaktion (Pikrinsäure)

Besonderheiten: Jaffé-Reaktion: Harnsäure, Proteine, insbesondere auch Bilirubin und Ketonkörper führen zu erhöhten Werten.
Eine Vielzahl von Medikamenten (Analgetika, Antibiotika, Zytostatika) führt bei längerer Einnahme zu leichten Erhöhungen

Indikation: **Niereninsuffizienz**

Creatinin (Urin)

Aussage: Erfassung von Störungen des konstant gebildeten und fast vollständig renal eliminierten Endabbauprodukt des Creatins

normal: Männer: <2,0 g pro Tag = <17,7 mmol pro Tag, Frauen: <1,8 g pro Tag = <15,9 mmol pro Tag

erhöht: Progressive Muskeldystrophie, Myasthenia gravis

vermindert: Nicht relevant

Präanalytik: Keine Besonderheiten; Urinmengen nach Blasenentleerung ab 8 Uhr morgens messen und bis 8 Uhr des nächsten Tages sammeln

Material:	Probe des 24-Stunden-Urins	**Medium:**	10% Thymol, kühl
Volumen:	5 ml	**Transport:**	24-Stunden-Menge angeben

Methode: a) Enzymatisch (Creatininase), b) Jaffé-Reaktion (Pikrinsäure)

Besonderheiten: Wegen der konstanten Bildungsraten und der ausschließlich glomerulären Ausscheidung (bei normaler Nierenfunktion) wird die Creatininausscheidung als brauchbare Bezugsgröße für andere Meßgrößen verwendet

Indikation: **Muskeldystrophie**, im Zusammenhang mit dem Serum-Creatinin als **Clearance** zur Beurteilung einer **Niereninsuffizienz**

Eisen (Fe) (Blut)

Aussage:	Erfassung von Störungen der Eisenverteilung (normal: 65% Hb-Eisen, 25% Depoteisen, Rest Enzym-Kofaktoren)
normal:	Männer: 70–180 µg/dl = 12,5–32,2 µmol/l, Frauen: 60–150 µg/dl = 10,7–26,9 µmol/l
erhöht:	Hepatitis, Hämochromatose, Hyperthyreose, perniziöse Anämie, sideroblastische Anämie, gehäufte Bluttransfusionen
vermindert:	Echter Mangel: Eisenmangelanämie, Malabsorption, Tumoren mit chronischen Blutverlusten (v.a. Gastrointestinaltrakt); Verschiebung in das RES: Infekte, chronisch-entzündliche Prozesse, Tumoren
Präanalytik:	Wegen des Tagesrhythmus muß die Blutentnahme der Vergleichbarkeit halber stets morgens zwischen 8 und 9 Uhr erfolgen

Material:	Serum (Plasma)	**Medium:**	Hämolysefrei
Volumen:	1 ml	**Transport:**	Eisenfreies Probenröhrchen

Methode:	a) Photometrie des Komplexbildners mit Ferrozin, b) Photometrie des Chromogens Bathophenantrolin
Besonderheiten:	Zirkadianer Rhythmus: Maximum am Vormittag und Minimum am Abend; altersbedingte Konzentrationsabnahme; Kontrazeptiva, Chloramphenicol, Östrogene, Bleivergiftung und Corticoide führen zu einem unspezifischen Eisenanstieg. Vorsicht vor Kontamination bei der Blutentnahme!
Indikation:	Verdacht auf **Eisenmangel**, **Eisenanreicherung**, **Eisenverwertungsstörung**

Erythrozyten (Urin)

Aussage:	Erkennung von Infektionen, Tumoren und Verletzungen des Urogenitaltraktes
normal:	<5 Erythrozyten pro µl
erhöht:	Zystitis, Pyelitis, Pyelonephritis, Glomerulonephritis (Erythrozytenzylinder), Tumoren der ableitenden Harnwege, Nephrolithiasis
vermindert:	Nicht relevant
Präanalytik:	Mittelstrahlurin in sterilem Gefäß auffangen

Material:	Spontanurin	**Medium:**	Frisch
Volumen:	10 ml	**Transport:**	Sofort bestimmen

Methode:	a) Teststreifen (Hb katalysiert die Oxidation eines Farbindikators), b) Neubauer-Zählkammer
Besonderheiten:	Ascorbinsäure und Nitrit (mehr als 10 mg/dl) stören die Empfindlichkeit des Teststreifens. Falsch positiv nach Kohabitation und durch oxidative Reinigungsmittel im Sammelgefäß
Indikation:	Erkrankung der **Niere**n und der ableitenden **Harnwege**

Ferritin (Blut)

Aussage:	Erfassung von Störungen der zellulären Eisenreserven		
normal:	20–300 µg/l (altersabhängig)		
erhöht:	Hämosiderose, Hämochromatose, Infekt- und Tumoranämien, sideroblastische Anämien, Hepatitis, akute Leukämien, Morbus Hodgkin, Zustand nach gehäuften Bluttransfusionen		
vermindert:	Eisenmangel, Enteritis, Malabsorption, Schwangerschaft, chronischer Blutverlust, Hämodialyse		
Präanalytik:	Keine Besonderheiten		
Material:	Serum (Plasma)	**Medium:**	Nativ
Volumen:	1 ml	**Transport:**	Hämolysefrei
Methode:	Immunoassay (RIA, EIA)		
Besonderheiten:	Im EIA können hohe Konzentrationen fälschlicherweise als normal bestimmt werden (high dose hook effect durch unterschiedliche Antikörper-Affinität an der solid phase). Heparin kann die Bestimmung stören		
Indikation:	**Eisenmangel**, Differentialdiagnose von **Anämie**n, **Hämosiderose**		

Fructosamin (Blut)

Aussage:	Erfassung von Glucoseanlagerungen an Serumproteine infolge früherer Hyperglykämiephasen		
normal:	200–285 µmol/l		
erhöht:	Mittelfristige Hyperglykämiephase oder labile Stoffwechsellage mit starken Blutzuckerschwankungen (zurückliegende 2-3 Wochen)		
vermindert:	Hypoproteinämie		
Präanalytik:	Sachgemäße venöse Stauung (unter 2 Minuten) beachten!		
Material:	Serum	**Medium:**	Nativ
Volumen:	1 ml	**Transport:**	Frisch
Methode:	Photometrie des durch Reduktion entstehenden Formazans		
Besonderheiten:	Abhängigkeit von der Albuminkonzentration; daher Achtung: bei ausgeprägter Nephrose, Leberinsuffizienz und Kachexie zu niedrige Werte!		
Indikation:	Erkennung, Beurteilung und mittelfristige Kontrolle eines **Diabetes mellitus**		

Glucose (Blut)

Aussage:	Erfassung von Regulationsstörungen des Kohlenhydratstoffwechsels
normal:	Nüchtern: 60–100 mg/dl = 3,33–5,55 mmol/l, postprandial (1–2h): 120–140 mg/dl = 6,66–7,77 mmol/l
erhöht:	Diabetes mellitus, Cushing-Syndrom, endokrin aktive Hypophysenadenome (Wachstumshormon, ACTH, Prolactin), Hyperthyreose, Myokardinfarkt, Schädel-Hirn-Trauma, allgemeine Streßsituationen, Pankreatitis
vermindert:	Insulinom, funktioneller Hyperinsulinismus (meist junge Frauen), Glykogenosen
Präanalytik:	Wegen des Tagesrhythmus muß die Blutentnahme der Vergleichbarkeit halber stets nüchtern morgens zwischen 8 und 9 Uhr erfolgen; beeinflussende Medikamente möglichst mindestens 48 Stunden vor Blutentnahme absetzen

Material:	Kapillarblut (Vollblut)	**Medium:**	EDTA bzw. Na-Fluorid
Volumen:	100 µl	**Transport:**	Frisch
Methode:	Enzymatisch, Photometrie		

Besonderheiten:	Kapillarwerte sind wegen des peripheren Glucoseverbrauchs nicht immer mit venösen Werten (Serum / Plasma / Vollblut) vergleichbar. Daher bei Funktionstests stets gleiches Untersuchungsmaterial verwenden! Alkoholkonsum bewirkt durch Hemmung der hepatischen Glukoneogenese erniedrigte Werte
Indikation:	**Hyperglykämie**, **Hypoglykämie**, Kontrolle des **Diabetes mellitus**, **Glucosetoleranztest**

Glucose (Liquor)

Aussage:	Erfassung des Glucoseverbrauchs durch Bakterien; Differenzierung gegenüber Nasensekret
normal:	40–70 mg/dl = 2,22–3,89 mmol/l (abhängig von der Blutglucose)
erhöht:	Virus-Enzephalitiden
vermindert:	Bakterielle Meningitiden (bei Pilz- und Parasiten-Meningitiden geringgradiger ausgeprägt), Hypoglykämie
Präanalytik:	Materialgewinnung unter sterilen Bedingungen durch Lumbalpunktion beim nüchternen Patienten

Material:	Liquor	**Medium:**	Frisch
Volumen:	0,5 ml	**Transport:**	Eilig

Methode:	Enzymatisch, Photometrie
Besonderheiten:	Der Liquor muß frisch sein oder sollte tiefgefroren gelagert werden. Abhängigkeit von der Blutglucose (ca. 25 % unter der Blutglucose). Vorsicht: Auch im Nasensekret kann Glucose vorkommen (Rhinitis). Werte über 30 mg/dl = 1,65 mmol/l sprechen bei der Differentialdiagnose eindeutig für Liquor
Indikation:	Bakterielle **Meningitis**, Unterscheidung von **Liquor** und **Nasensekret**

Glucose (Serum)

Aussage:	Erfassung von Regulationsstörungen des Kohlenhydratstoffwechsels
normal:	Nüchtern: 70–110 mg/dl = 3,89–6,11 mmol/l, postprandial (1–2h): 120–160 mg/dl = 6,66–8,88 mmol/l
erhöht:	Diabetes mellitus, Cushing-Syndrom, endokrin aktive Hypophysenadenome (Wachstumshormon, ACTH, Prolactin), Hyperthyreose, Myokardinfarkt, Schädel-Hirn-Trauma, allgemeine Streßsituationen, Pankreatitis
vermindert:	Insulinom, funktioneller Hyperinsulinismus (meist junge Frauen), Glykogenosen
Präanalytik:	Wegen des Tagesrhythmus muß die Blutentnahme der Vergleichbarkeit halber stets nüchtern morgens zwischen 8 und 9 Uhr erfolgen; beeinflussende Medikamente möglichst mindestens 48 Stunden vor Blutentnahme absetzen

Material:	Serum (Plasma)	**Medium:**	Heparinplasma
Volumen:	2 m	**Transport:**	Bald abseren
Methode:	Enzymatisch, Photometrie		

Besonderheiten:	Serum- bzw. Plasmawerte sind wegen des peripheren Gluceseverbrauchs nicht immer mit Kapillarwerten vergleichbar. Daher bei Funktionstests stets gleiches Untersuchungsmaterial verwenden! Einflüsse durch Medikamente (z.B. Steroide, Diuretika) beachten! Alkoholkonsum bewirkt durch Hemmung der hepatischen Glukoneogenese erniedrigte Werte
Indikation:	**Hyperglykämie**, **Hypoglykämie**, Kontrolle des **Diabetes mellitus**, **Glucosetoleranztest**

Glucose (Urin)

Aussage:	Überschreiten der Nierenschwelle (ca. 150-180 mg/dl)
normal:	<0,3 mg = 17 µmol pro Tag
erhöht:	Diabetes mellitus, Cushing-Syndrom, tubuläre Glukosurie (z.B. Fanconi-Syndrom, toxische Schäden), Akromegalie, Phäochromocytom, Pankreatitis
vermindert:	Nicht relevant
Präanalytik:	Morgens um 8 Uhr die Blase entleeren (Urin verwerfen); Beginn der Sammlung bis zum Morgen des nächsten Tages (letzten Urin um 8 Uhr mit einbeziehen)

Material:	Probe des 24-Stunden-Urins	**Medium:**	24-Stunden-Sammelurin
Volumen:	5 ml	**Transport:**	Menge angeben

Methode:	a) Enzymatisch, Photometrie, b) enzymatisch, Teststreifen
Besonderheiten:	Ascorbinsäure und andere Reduktionsmittel führen zu falsch negativen Ergebnissen. Oxidationsmittel (z.B. Hypochlorid) führen zu falsch positiven Ergebnissen. Bei Schwangerschaft kann es physiologischerweise durch eine erniedrigte Nierenschwelle zu einer Glukosurie kommen
Indikation:	Erkennung einer **Hyperglykämie**, Kontrolle des **Diabetes mellitus**, **Schwangerschaft**

HbA_1 (Blut)

Aussage:	Erfassung der Glucoseanlagerung an Hb infolge zurückliegender Hyperglykämiephasen
normal:	Unter 7,5% (des gesamten Hämoglobins)
erhöht:	Langfristige Hyperglykämie und labile Stoffwechsellage mit starken Glucoseschwankungen (zurückliegende 6–8 Wochen)
vermindert:	Insulinom, hämolytische Anämien
Präanalytik:	Keine Besonderheiten

Material:	Vollblut	**Medium:**	EDTA
Volumen:	1 ml	**Transport:**	Frisch

Methode:	a) Säulenchromatographie, b) Affinitätschromatographie, c) Hochdruckflüssigkeitschromatographie
Besonderheiten:	Die Säulenchromatographie erfaßt im Gegensatz zur Affinitätschromatographie störenderweise auch die unstabile Aldimin-Form und damit eine akute Hyperglykämie
Indikation:	Langfristige Kontrolle des **Diabetes mellitus**

Harnsäure (Blut)

Aussage:	Erfassung von Störungen des Purinstoffwechsels		
normal:	Männer: 4,0–8,0 mg/dl = 238–476 mmol/l, Frauen: 3,5–7,0 mg/dl = 208–416 mmol/l		
erhöht:	Gicht, Hämoblastosen, Niereninsuffizienz, Zytostatikatherapie, Leberschaden		
vermindert:	Nicht relevant		
Präanalytik:	Keine Besonderheiten; Nach stärkerer Muskelarbeit finden sich vorübergehend erhöhte Werte		
Material:	Serum (Plasma)	**Medium:**	Nativ
Volumen:	1 ml	**Transport:**	Frisch
Methode:	Photometrie (enzymatisch mit Uricase)		
Besonderheiten:	Antikoagulanzien verursachen über die Hemmung der Uricase erniedrigte Werte. Alkoholkonsum bewirkt durch Steigerung der hepatischen Harnsäurebildung erhöhte Werte		
Indikation:	Verdacht und Kontrolle der **Gicht**		

Harnsäure (Urin)

Aussage:	Erfassung von Störungen des Purinstoffwechsels
normal:	500–700 mg pro Tag = 2,97–4,16 mmol pro Tag (nahrungsabhängig)
erhöht:	Hyperurikämie, tubuläre Funktionsstörungen, Nierensteinerkrankungen mit Bildung von harnsäurehaltigen Steinen
vermindert:	Niereninsuffizienz, Keto- und Lactacidose
Präanalytik:	Keine Besonderheiten; Urinmengen nach Blasenentleerung ab 8 Uhr morgens messen und bis 8 Uhr des nächsten Tages sammeln

Material:	Probe des 24-Stunden-Urins	**Medium:**	Nativ
Volumen:	5 ml	**Transport:**	24-Stunden-Menge angeben
Methode:	Photometrie (enzymatisch Uricase)		

Besonderheiten:	Der Harnsäure/Creatinin-Quotient ist eine brauchbare Kenngröße zur Differenzierung zwischen Überproduktion (Quotient über 1) und renaler Eliminationsstörung (normaler Quotient unter 0,8 bei purinfreier Diät)
Indikation:	**Gicht** mit Uratüberproduktion (10% aller primären Gichtpatienten)

Harnstoff (Blut)

Aussage:	Erfassung von Synthese- und Eliminationsstörungen der Eiweißabbauprodukte
normal:	10–50 mg/dl = 1,7–8,3 mmol/l (alters- und nahrungsabhängig)
erhöht:	Hohe Proteinzufuhr, katabole Zustände (Gewebsabbau, Fieber), Niereninsuffizienz (diureseabhängig)
vermindert:	Schwere Lebererkrankungen, mangelnde Proteinzufuhr
Präanalytik:	Wegen der Nahrungsabhängigkeit Blutentnahme nur nüchtern! Stärkere körperliche Belastung (insbesondere bei Untrainierten) 24 Stunden vor Untersuchung vermeiden!

Material:	Serum (Plasma)	**Medium:**	Nativ
Volumen:	1 ml	**Transport:**	Frisch
Methode:	Photometrie (enzymatisch mit Urease)		

Besonderheiten:	Umrechnungsfaktor in Harnstoff-N (BUN, Blood urea nitrogen): x 0,46. Ammonium-Ionen (Ammoniak) und Fluorid werden miterfaßt bzw. stören die Ureasereaktion
Indikation:	**Niereninsuffizienz**, Katabolismus

Kalium (K) (Blut)

Aussage:	Erfassung von Störungen des Elektrolytstoffwechsels (98% im Intrazellularraum)
normal:	3,5–5,0 mmol/l
erhöht:	Niereninsuffzienz, Hämolyse, akuter Gewebs- und Zellzerfall, Morbus Addison, akute Azidose
vermindert:	Akute Alkalose, Flüssigkeitsverlust, Hyperaldosteronismus, renale tubuläre Azidose, Erbrechen, Diarrhoe, Laxantienabusus, Diuretika-Therapie
Präanalytik:	Sachgemäße venöse Stauung (unter 2 Minuten) beachten!

Material:	Serum	**Medium:**	NH_4-Heparinat
Volumen:	1 ml	**Transport:**	Hämolysefrei
Methode:	a) Flammenphotometrie, b) ionenselektiv (Valinomycin)		

Besonderheiten:	Bei Hämolyse falsch erhöhte Werte infolge 25fach höherer erythrozytärer Konzentrationen! Zentrifugation nach spätestens 1 Stunde. Achtung vor K-haltigen Antikoagulanzien!
Indikation:	Störungen des **Elektrolyt**- und **Säure-Basen-Haushalts**, **Niereninsuffizienz**, **Herzrhythmusstörungen**, **Hypertonie**

Kalium (K) (Urin)

Aussage:	Erfassung von Störungen des Elektrolytstoffwechsels und der Nierenfunktion
normal:	50–100 mmol pro Tag
erhöht:	Hyperaldosteronismus (Conn-Syndrom), Hyperreninismus, Alkalose, Diuretika
vermindert:	Malabsorption, Laxantien, Erbrechen, Azidose
Präanalytik:	Keine Besonderheiten; Urinmengen nach Blasenentleerung ab 8 Uhr morgens messen und bis 8 Uhr des nächsten Tages sammeln

Material:	Probe des 24-Stunden-Urins	**Medium:**	Nativ
Volumen:	5 ml	**Transport:**	24-Stunden-Menge angeben

Methode:	a) Flammenphotometrie, b) ionenselektiv (Valinomycin)
Besonderheiten:	Ein Hyperaldosteronismus führt nur dann zu einer Hyperkaliurie, wenn im distalen Tubulus ein ausreichend hohes Natrium-Angebot vorhanden ist
Indikation:	**Niereninsuffizienz**

Ketonkörper (Urin)

Aussage:	Erfassung gesteigerter Lipolyse infolge gestörten Stoffwechsels (Dekompensation der Lipogenese)		
normal:	Negativ		
erhöht:	Diabetisches Koma bei Typ-I-Diabetes, Hungerzustände		
vermindert:	Nicht relevant		
Präanalytik:	Keine Besonderheiten		
Material:	Spontanurin	**Medium:**	Frisch
Volumen:	10 ml	**Transport:**	Sofort bestimmen
Methode:	Teststreifen (Legalsche Probe: Umwandlung von Nitroprussidnatrium)		
Besonderheiten:	Keine Störungen bekannt		
Indikation:	**Diabetes mellitus**, Lipolyse, Katabolismus		

Lactat (Blut)

Aussage:	Erfassung eines gestörten Glucoseabbaus bei Hypoxie (Pyruvatstau)		
normal:	6–20 mg/dl = 0,67–2,2 mmol/l		
erhöht:	Hyperlaktatämie bei Gewebshypoxie (z.B. ischämische Nekrosen im Gastrointestinaltrakt), dabei meist noch normaler Säure-Basen-Haushalt, Laktatazidose		
vermindert:	Nicht relevant		
Präanalytik:	Blutentnahme morgens nüchtern; Abnahme aus ungestauter Vene! Unterschiede zwischen arteriellem (kapillarem) und venösem Blut		
Material:	EDTA-Plasma	**Medium:**	Glykolysehemmer
Volumen:	1 ml	**Transport:**	Eisgekühlt
Methode:	Photometrie (enzymatisch mit LDH)		
Besonderheiten:	Unmittelbar nach Entnahme mit einem Inhibitor der Glykolyse (Fluorid, Maleinimid) versetzen, da sonst die Lactatwerte in Kürze bis zum 4fachen ansteigen. Alkoholkonsum bewirkt durch Hemmung der hepatischen Glukoneogenese erhöhte Werte		
Indikation:	**Metabolische Azidose**, Differentialdiagnose des **Komas**		

Lactat (Liquor)

Aussage:	Erfassung eines gestörten Glucoseabbaus bei Ischämie und Hypoxie
normal:	10–20 mg/dl = 1,1–2,2 mmol/l
erhöht:	Entzündliche, vaskuläre, metabolische und neoplastische Erkrankungen des Zerebrums und der Meningen
vermindert:	Nicht relevant
Präanalytik:	Materialgewinnung unter sterilen Bedingungen durch Lumbalpunktion beim nüchternen Patienten

Material:	Liquor	**Medium:**	Glykolysehemmer
Volumen:	2 ml	**Transport:**	Eisgekühlt
Methode:	Photometrie (enzymatisch mit LDH)		

Besonderheiten:	Bei Vorliegen einer Mengitis weisen Werte über 23 mg/dl = 2,5 mmol/l auf eine bakterielle und Werte im Normalbereich auf eine virale Ursache hin. Lactatwerte spiegeln bei einem ischämischen Insult die Größe des Infarktödems wider. Werte über 27 mg/dl = 3 mmol/l sind prognostisch ungünstig, haben bei entzündlichen Erkrankungen jedoch keine derartige prognostische Bedeutung.
Indikation:	Differenzierung zwischen bakterieller und viraler **Meningitis**, Prognose vaskulärer **zerebraler Erkrankungen**

Leukozyten (Urin)

Aussage:	Erfassung von Infektionen der Nieren und der ableitenden Harnwege
normal:	<10 Leukozyten pro µl
erhöht:	Akute und chronische Pyelitis und Pyelonephritis, Zystitis, Urethritis
vermindert:	Nicht relevant
Präanalytik:	Mittelstrahlurin in sterilem Gefäß auffangen

Material:	Spontanurin	**Medium:**	Nativ
Volumen:	10 ml	**Transport:**	Sofort bestimmen

Methode:	Teststreifen (Spaltung eines Indoxylesters durch Granulozytenesterase), Neubauer-Zählkammer
Besonderheiten:	Massive Albuminurie, Ascorbinsäure und Ketonkörper beeinträchtigen die Empfindlichkeit des Teststreifens
Indikation:	Entzündliche Erkrankungen der **Nieren** oder der ableitenden **Harnwege**

Natrium (Na) (Blut)

Aussage:	Erfassung von Störungen des Elektrolyt- und Flüssigkeitshaushalts
normal:	130–150 mmol/l
erhöht:	Fieber, Hyperglykämie ohne Ketoazidose, primärer Hyperaldosteronismus (Conn-Syndrom), Hirntumoren oder -traumen, Diabetes insipidus, Amyloidose
vermindert:	Hypothyreose, HVL-Insuffizienz, Schwartz-Bartter-Syndrom (ADH-Vermehrung), Leberzirrhose, leichtere Niereninsuffizienz, Morbus Addison, Hyperglykämie mit Ketoazidose, Polydipsie
Präanalytik:	Keine Besonderheiten

Material:	Serum (Plasma)	**Medium:**	Ammonium-Heparinat
Volumen:	1 ml	**Transport:**	Frisch

Methode:	a) Flammenphotometrie, b) ionenselektive Elektrode (ISE)
Besonderheiten:	Bei der Abnahme kein Na-EDTA verwenden! Einige Pharmaka (Lithium, Tetracycline, Sulfonylharnstoffe) verursachen eine Hypernatriämie. Makroglobulinämie stört die flammenphotometrische Bestimmung
Indikation:	Störungen des **Elyktrolyt**- und **Säure-Basen-Haushalts**, **Niereninsuffizienz**, Differentialdiagnostik von Erkrankungen der **Hypophyse**, Morbus **Addison**

Natrium (Na) (Urin)

Aussage:	Erfassung von Störungen des Elektrolyt- und Flüssigkeitshaushalts
normal:	50–250 mmol pro Tag (nahrungsabhängig)
erhöht:	Vermehrte Zufuhr, Hyperaldosteronismus, Diuretikatherapie
vermindert:	Volumenmangel mit prärenaler Niereninsuffizienz, Hyponatriämie
Präanalytik:	Keine Besonderheiten; Urinmengen nach Blasenentleerung ab 8 Uhr morgens messen und bis 8 Uhr des nächsten Tages sammeln

Material:	Probe des 24-Stunden-Urins	**Medium:**	Nativ
Volumen:	5 ml	**Transport:**	24-Stunden-Menge angeben
Methode:	a) Flammenphotometrie, b) ionenselektive Elektrode (ISE)		

Besonderheiten:	Bestimmung nur unter Kenntnis des Serumnatriums sinnvoll. Die Niere ist in der Lage, die Ausscheidung von Natrium (im Gegensatz zu Kalium) nahezu völlig zu unterbinden
Indikation:	**Hyperaldosteronismus**

Nitrit (Urin)

Aussage:	Auftreten nitritbildender Bakterien (z.B. Escherichia coli)
normal:	Negativ
erhöht:	Pyelonephritis, Infekte der ableitenden Harnwege
vermindert:	Nicht relevant
Präanalytik:	Beeinflussende Medikamente nach Möglichkeit mindestens 48 Stunden vor der Bestimmung absetzen. Mittelstrahlurin in sterilem Gefäß auffangen

Material:	Spontanurin	**Medium:**	Frisch
Volumen:	10 ml	**Transport:**	Sofort bestimmen

Methode:	Teststreifen (Griess'sche Probe: Umwandlung des Amins Sulfanilamid in eine Diazoniumverbindung)
Besonderheiten:	Ascorbinsäure setzt die Empfindlichkeit des Teststreifens herab. Phenazopyridin-haltige Medikamente verursachen zu hohe Werte
Indikation:	Bakterielle **Infektionen** der **Niere** und der ableitenden **Harnwege**

pH-Wert (Urin)

Aussage: Erfassung von Störungen der physiologischen Protonenausscheidung

normal: 5,0–7,0

erhöht: Metabolische und respiratorische Alkalose, Hyperkaliämie, distal-tubuläre Retentionsazidosen (z.B. renal tubuläre Azidose Typ I, Hyperparathyreoidismus)

vermindert: Proximal-tubuläre Azidose (z.B. renal tubuläre Azidose Typ II, Fanconi-Syndrom, Amyloidose, toxisch, Lupus erythematodes), respiratorische Azidose, hypochlorämische Alkalose (massives Erbrechen), Hypokaliämie

Präanalytik: Mittelstrahlurin in sterilem Gefäß auffangen

Material: Spontanurin

Medium: Frisch

Volumen: 5 ml

Transport: Kühl, sofort

Methode:
a) Glaselektrode
b) Teststreifen

Besonderheiten: Stark abhängig von Nahrung und Medikamenten. Langes Stehen der Probe führt zu falsch alkalischen pH-Werten; Harnwegsinfekte können die pH-Werte sowohl in den sauren (häufig) als auch in den alkalischen Bereich (selten) verschieben (z.B. Alkalisierung bei rein vegetativer Ernährung)

Indikation: Erkrankungen der **Nieren**, **Azidosen**, **Alkalosen**

Phosphat (P) (Blut)

Aussage:	Erfassung von Störungen der Parathormon-Regulierung und der tubulären Rückresorption
normal:	2,5–5,0 mg/dl = 0,81–1,61 mmol/l
erhöht:	Hypoparathyreoidismus, Akromegalie, Niereninsuffizienz
vermindert:	Hyperparathyreoidismus, renale tubuläre Azidose, Malabsorption, Phosphatdiabetes, Rachitis
Präanalytik:	Wegen Tagesrhythmus muß die Blutentnahme der Vergleichbarkeit halber stets morgens zwischen 8 und 9 Uhr erfolgen

Material:	Serum	**Medium:**	Nativ
Volumen:	1 ml	**Transport:**	Hämolysefrei

Methode:	Photometrie (komplexometrisch, Nachweis von Molybdänblau)
Besonderheiten:	Es handelt sich ausschließlich um anorganisches Phosphat. Die Bestimmung ist nur in Verbindung mit der Calcium- und AP-Bestimmung von diagnostischem Nutzen
Indikation:	Erkrankungen der **Niere** und der **Nebenschilddrüse**

Phosphat (P) (Urin)

Aussage:	Erfassung von Störungen der Parathormon-Regulierung und der tubulären Rückresorption
normal:	0,7–1,5 g pro Tag = 22,6–48,8 mmol pro Tag
erhöht:	Renale tubuläre Azidose, vermehrter Knochenabbau (Tumoren, Metastasen)
vermindert:	Akromegalie, Niereninsuffizienz
Präanalytik:	Morgens um 8 Uhr die Blase entleeren (Urin verwerfen); Beginn der Sammlung bis zum Morgen des nächsten Tages (letzten Urin um 8 Uhr mit einbeziehen)

Material:	Probe des 24-Stunden-Urins	**Medium:**	Nativ
Volumen:	5 ml	**Transport:**	24-Stunden-Menge angeben
Methode:	Photometrie (komplexometrisch, Nachweis von Molybdänblau)		

Besonderheiten:	Es handelt sich ausschließlich um anorganisches Phosphat. Bestimmung ist nur in Verbindung mit der Calciumbestimmung von diagnostischem Nutzen. Sinnvoll ist die Ermittlung der Phosphat-Clearance (ml/min)
Indikation:	Erkrankungen der **Niere**

Sediment (Urin)

Aussage: Erkennung von Infektionen und Verletzungen der Nieren oder des Urogenitaltraktes

normal: Erythrozyten: <3 pro Gesichtsfeld,
Leukozyten: <5 pro Gesichtsfeld, keine Zylinder

erhöht: Glomerulonephritis, Tumoren, Nierensteine, Transplantat-Abstoßung, Urethritis, Zystitis, Pyelitis, Pyelonephritis, Nephritisches und Nephrotisches Syndrom

vermindert: Nicht relevant

Präanalytik: Mittelstrahlurin in sterilem Gefäß auffangen

Material:	Mittelstrahlurin	**Medium:**	Frisch
Volumen:	5 ml	**Transport:**	Sofort (innerhalb von 2 Stunden)

Methode: Mikroskopie des zentrifugierten Konzentrats

Besonderheiten: Zylinder: Hyaline Zylinder (Proteinurie); Erythrozyten-Zylinder (renal parenchymatös bedingte Hämaturie bei Glomerulonephritiden); Leukozyten-Zylinder (bakterielle interstitielle Nephritis, Pyelonephritis); Epithel-Zylinder (Tubulusschäden)

Indikation: **Orientierungstest** bei Erkrankungen der **Nieren** und der ableitenden **Harnwege**

Teststreifen (Urin)

Aussage: Erfassung von Erkrankungen der Nieren und des Urogenitaltrakts

normal: Erythrozyten: 5–10 pro µl, Leukozyten: < 25 pro µl, Protein: <30 mg/dl = 300 mg/l

pathologisch: Glomerulonephritis, Tumoren, Nierensteine, Transplantat-Abstoßung, Urethritis, Zystitis, Pyelitis, Pyelonephritis, Nephritisches und Nephrotisches Syndrom

Präanalytik: Mittelstrahlurin in sterilem Gefäß auffangen

Material: Mittelstrahlurin

Medium: Frisch

Volumen: 5 ml

Transport: Sofort (innerhalb von 2 Stunden)

Methode: Teststreifen (Hydroperoxid, Indoxylester)

Besonderheiten: Die praktischen Nachweisgrenzen der verschiedenen Testfelder sind so konzipiert, daß sie geringfügige pathologische Veränderungen durch Farbwechsel anzeigen. Funktionstüchtigkeit der Teststreifen vorausgesetzt, bedeutet ein ausbleibender Farbumschlag nicht unbedingt, daß die entsprechende Substanz fehlt, sie kann auch in einer Konzentration vorhanden sein, die als physiologisch einzustufen ist

Indikation: **Orientierungstest** bei Erkrankungen der **Niere** und der **ableitenden Harnwege**

Urobilinogen (Urin)

Aussage:	Erfassung von Störungen des entero-hepatischen Kreislaufs der Gallenfarbstoffe
normal:	<1 mg = <1,7 µmol
erhöht:	Leberfunktionsstörungen, Gallenwegsinfektionen, vermehrter Hb-Abbau (hämolytische Anämie, intravasale Hämolyse), Cholestase, Hepatitiden
vermindert:	Nicht relevant
Präanalytik:	Keine Besonderheiten

Material:	Spontanurin	**Medium:**	Frisch
Volumen:	10 ml	**Transport:**	Sofort bestimmen

Methode:	Teststreifen (Bildung eines Azofarbstoffs durch Umwandlung eines Diazoniumsalzes)
Besonderheiten:	Oxidation durch langes Stehen vermeiden! Keine Störung durch Nitrit oder Porphyrine (wie in der Ehrlich'schen Probe)
Indikation:	Erkrankungen der **Leber** und **Gallenwege**

Enzyme

Alanin-Aminotransferase (ALT) (Blut)

Aussage:	Erfassung von Leberparenchym-Zellschäden durch Austritt des in Hepatozyten lokalisierten Enzyms
normal:	Männer: <23 U/l; Frauen: <19 U/l
erhöht:	Leberparenchymschäden (Hepatitiden, Verschlußikterus, Leberzirrhose)
vermindert:	Nicht relevant
Präanalytik:	Beeinflussende Medikamente nach Möglichkeit mindestens 48 Stunden vor Blutentnahme absetzen; sachgemäße venöse Stauung (<2 Minuten) beachten!

Material:	Serum (Plasma)	**Medium:**	Nativ
Volumen:	1 ml	**Transport:**	Frisch

Methode:	Photometrie (kinetisch im UV-Test)
Besonderheiten:	Synonym: Glutamat-Pyruvat-Transaminase (GPT) Halbwertszeit 36-48 Stunden. 30% sind im Zytoplasma gelöst, 70% in den Mitochondrien gebunden. Erhöhte Werte (unspezifisch) durch Nebenwirkung zahlreicher Medikamente (z.B. Salicylsäure, Carbamazepin, Oxacillin, Papaverin, Paracetamol, Phenytoin, Phenmylbutazon, Phenytoin, Streptokinase, Valproinsäure) und durch Alkohol
Indikation:	**Lebererkrankungen**

Alkalische Phosphatase (AP) (gesamt) (Blut),

Aussage:	Erfassung von Störungen des Knochenstoffwechsels, Erkennung von Gallenwegsverschlüssen
normal:	Erwachsene 60–200 U/l, Kinder bis 470 U/l
erhöht:	Morbus Paget, Skelettmetastasen, Rachitis, intra- und extrahepatische Gallenwegsverschlüsse, tubuläres Nierenversagen, Akromegalie, Schwangerschaft
vermindert:	Angeborene Störungen des Skelettsystems
Präanalytik:	Beeinflussende Medikamente nach Möglichkeit mindestens 48 Stunden vor Blutentnahme absetzen; sachgemäße venöse Stauung (<2 Minuten) beachten!

Material:	Serum	**Medium:**	Hämolysefrei
Volumen:	1 ml	**Transport:**	Frisch

Methode:	Photometrie, isoelektrische Fokussierung (Bestimmung der Isoenzyme)
Besonderheiten:	Halbwertszeit 3-7 Tage. Antiepileptika und in geringerem Umfang Hypnotika, Antidepressiva, Analgetika und Antikoagulanzien können falsch erhöhte Werte bewirken. Bilirubin über 15 mg/dl stört. Bestimmung der Isoenzyme zur Differzierung zwischen vermehrtem Knochenabbau und Gallenwegsstauung
Indikation:	Erkrankungen der **Gallenwege** und des **Knochens**

Alkalische Phosphatase-Isoenzyme (Blut)

Aussage:	Differenzierung der alkalischen Phosphatase (AP) nach a) Knochen-, b) Leber-/Niere-/Instinal- und c) Plazenta-Isoenzym		
normal:	Knochen: <100 U/l; Leber/Darm : <70 U/l		
erhöht:	Vermehrt: a) Morbus Paget, Skelettmetastasen, Rachitis, b) intra- und extrahepatische Gallenwegsverschlüsse, c) maligne Tumoren (meist tumorspezifische Antigenität), Schwangerschaft		
vermindert:	Vermindert: a) angeborene Störungen des Skelettsystems		
Präanalytik:	Blutentnahme morgens nüchtern		
Material:	Serum	**Medium:**	Hämolysefrei
Volumen:	1 ml	**Transport:**	Frisch
Methode:	Isoelektrische Fokussierung		
Besonderheiten:	12stündige Nahrungskarenz erforderlich		
Indikation:	Erkrankungen der **Gallenwege** und des **Knochen**s		

Amylase (Blut)

Aussage:	Erfassung von Erkrankungen des Pankreas und der Parotis mit Übertritt des exokrin wirkenden Enzyms in das Blut
normal:	<120 U/l
erhöht:	Akute Pankreatitis, Pankreaskarzinom, Cholestase, Parotitis, Niereninsuffizienz, Makroamylasämie
vermindert:	Nicht relevant
Präanalytik:	Keine Besonderheiten

Material:	Serum (Plasma)	**Medium:**	Heparin (Plasma)
Volumen:	1 ml	**Transport:**	Frisch
Methode:	Photometrie		

Besonderheiten:	Halbwertszeit 3-6 Stunden. Antikoagulanzien (Citrat, EDTA, Oxalat) inhibieren die Proteolyse und bewirken so zu niedrige Werte. Plasmaexpander (Hydroxyäthylstärke) verursachen zu hohe Werte! Alkoholkonsum bewirkt erhöhte Werte
Indikation:	Entzündliche und tumoröse Erkrankungen des **Pankreas** und der **Parotis**

Amylase-Isoenzyme (Blut)

Aussage: Differenzierung der Amylase in Pankreas- und Parotis-spezifische Isoenzyme

normal: P-Typ (Pankreas) 3–38 U/l;
S-Typ (Speichel) 10–90 U/l

erhöht: Akute Pankreatitis, Pankreaskarzinom, Parotitis, Niereninsuffizienz, Makroamylasämie

vermindert: Nicht relevant

Präanalytik: Keine Besonderheiten

Material: Serum (Plasma)

Medium: Heparin (Plasma)

Volumen: 1 ml

Transport: Frisch

Methode: Photometrie nach immunologischer Inhibition

Besonderheiten: Antikoagulanzien (Citrat, EDTA, Oxalat) schützen das Enzym durch Calciumbindung vor der Proteolyse und bewirken so zu niedrige Werte. Plasmaexpander (Hydroxyäthylstärke) verursachen zu hohe Werte

Indikation: Differentialdiagnose entzündlicher und tumoröser Erkrankungen des **Pankreas** und der **Parotis**

Amylase (Urin)

Aussage:	Erfassung von Erkrankungen des Pankreas oder der Parotis mit Übertritt des normalerweise exokrin wirkenden Enzyms in das Blut
normal:	<560 U/l
erhöht:	Akute Pankreatitis, Pankreaskarzinom, Parotitis, Peritonitis nach Perforation eines Duodenalulkus, Cholelithiasis
vermindert:	Nicht relevant
Präanalytik:	Morgens um 8 Uhr die Blase entleeren (Urin verwerfen); Beginn der Sammlung bis zum Abend (letzten Urin um 20 Uhr mit einbeziehen)

Material:	12-Stunden-Sammelurin (Spontanurin)	**Medium:**	Nativ
Volumen:	5 ml	**Transport:**	Frisch
Methode:	Photometrie		

Besonderheiten:	Infolge kurzer Halbwertszeit der Amylase im Serum (3–6 Stunden) oft Nachweis nur im Urin möglich. Bei einer Niereninsuffizienz kommt es zu einer verminderten Ausscheidung der Amylase. Bestimmung im Sammelurin ist aussagefähiger als im Spontanurin
Indikation:	Entzündliche und tumoröse Erkrankungen des **Pankreas** und der **Parotis**

Aspartat-Aminotransferase (AST) (Blut)

Aussage: Erfassung von Leberparenchym-Zellschäden durch Austritt des in Hepatozyten lokalisierten Enzyms

normal: Männer: <23 U/l;
Frauen: <19 U/l

erhöht: Leberparenchymschäden (Hepatitiden, Verschlußikterus, Leberzirrhose)

vermindert: Nicht relevant

Präanalytik: Beeinflussende Medikamente nach Möglichkeit mindestens 48 Stunden vor Blutentnahme absetzen; sachgemäße venöse Stauung (<2 Minuten) beachten!

Material: Serum (Plasma) **Medium:** Nativ

Volumen: 1 ml **Transport:** Frisch

Methode: Photometrie (kinetisch im UV-Test)

Besonderheiten: Synonym: Glutamat-Oxalacetat-Transaminase (GOT)
Halbwertszeit 12–24 Std.
80% der Aktivität des Vollbluts ist in den Erythrozyten, daher Hämolyse vermeiden (zu hohe Werte!).
Erhöhte Werte (unspez.) durch Nebenwirkung zahlreicher Medikamente. (z.B. Salicylsäure, Carbamazepin, Oxacillin, Phenylbutazon) und durch Alkohol

Indikation: **Lebererkrankungen**

Cholinesterase (CHE) (Blut)

Aussage:	Erfassung von Störungen der Syntheseleistung in der Leber (Hepatozyten)
normal:	Männer: 2300–7400 U/l; Frauen: 2100–6700 U/l
erhöht:	Nephrotisches Syndrom, exsudative Enteropathie mit Albuminverlust, Thyreotoxikose, alkoholtoxische Leberschädigungen
vermindert:	Chronische Leberparenchymschäden, chronisch aggressive Hepatitis, Leberzirrhose
Präanalytik:	Keine Besonderheiten

Material:	Serum (Plasma)	**Medium:**	Nativ
Volumen:	1 ml	**Transport:**	Frisch

Methode:	Photometrie (Substrat: Butyryl-Thiocholin, Ellman-Reaktion)
Besonderheiten:	Halbwertszeit ca. 10 Tage. Auch Acetyl-CHE aus den Erythrozyten wird miterfaßt (daher: Hämolyse vermeiden!). Inhibitoren: organische Phosphorsäureester (E605, Systox), Knollenblätterpilze, chlorierte Kohlenwasserstoffe, Östrogene
Indikation:	Erkrankungen der **Leber**, präoperative Prüfung der Voraussetzungen für den **Narkotikaabau**

Chymotrypsin (Stuhl)

Aussage: Erfassung von Störungen der exokrinen Pankreasfunktion

normal: >8 U/g;
fraglicher Bereich: 3–8 U/g

erhöht: Nicht relevant

vermindert: Ausgeprägte Insuffizienz des exokrinen Pankreas

Präanalytik: Mindestens 3 Tage vor der Bestimmung Enzympräparate und Alkohol absetzen!

Material: Stuhl

Medium: Originalmaterial

Volumen: Gefülltes Becherchen

Transport: Spezialträger

Methode: Photometrie (Substrat Succ-Ala-Ala-Pro-Phe-pNA)

Besonderheiten: Einfluß der Darmpassage und der Nahrung auf die Ausscheidung im Stuhl. Falsch niedrige Werte bei schwerer Diarrhoe, Verschlußikterus oder nach Billroth-II-Operation!
Es ist auf eine exakte Füllung der Becherchen zu achten.

Indikation: **Pankreasinsuffizienz**

Creatinkinase (CK) (gesamt) (Blut)

Aussage:	Erfassung frischer Muskelzellnekrosen		
normal:	<70 U/l		
erhöht:	Myokardinfarkt, Myokarditis, Muskelverletzungen, Morbus Duchenne, Polymyositis, Dermatomyositis, unspezifische leichte Erhöhungen bei Alkoholabusus		
vermindert:	Nicht relevant		
Präanalytik:	Stärkere körperliche Belastung (insbesondere bei Untrainierten) 24 Stunden vor Untersuchung vermeiden! Sachgemäße venöse Stauung (<2 Minuten) beachten!		
Material:	Serum (Plasma)	**Medium:**	Nativ
Volumen:	1 ml	**Transport:**	Frisch
Methode:	Kinetisch (Substrat Creatinphosphat), Photometrie		
Besonderheiten:	Halbwertszeit ca.15 Stunden. Intramuskuläre Injektionen schwer löslicher Substanzen können zu erhöhten CK-Werten führen; körperliche Belastung kann bei untrainierten Personen zu deutlichen Erhöhungen führen		
Indikation:	Erkrankungen der **Herz**- und **Skelett-Muskulatur, Herzinfarkt**		

Creatinkinase-MB-Isoenzym (CK-MB) (Blut)

Aussage:	Erfassung von Nekrosen der Herzmuskulatur
normal:	<10 U/l; <6 % der gesamten CK
erhöht:	Myokardinfarkt, Myokarditis
vermindert:	Nicht relevant
Präanalytik:	Keine Besonderheiten

Material:	Serum (Plasma)	**Medium:**	Nativ
Volumen:	1 ml	**Transport:**	Frisch, eilig

Methode:	Photometrie der Gesamt-CK nach Inhibition der CK-M-Untereinheiten
Besonderheiten:	Halbwertszeit ca. 5 Stunden. Aktivitätsabfall in vitro nach 24 Stunden beträgt ca.15 %, daher sofort bestimmen! Falsch erhöhte Werte sind möglich durch erhöhte Aktivitäten an CK-BB, mitochondriale CK-MiMi oder Makro-CK (meist paraneoplastisch)
Indikation:	Differenzierung zwischen Erkrankungen der **Herz-** und **Skelett-Muskulatur,** Diagnose des **Herzinfarkts**

Elastase (Blut)

Aussage:	Früherfasssung einer Sepsis (Freisetzung aus entzündlichen und nekrotischen Geweben)
normal:	60–110 ng/ml
erhöht:	Sepsis und Schocklunge bei Gestosen (Anstieg um das 10fache), Polytraumata (Anstieg um das 3fache), chronische Gelenkerkrankungen (leichte Erhöhungen)
vermindert:	Nicht relevant
Präanalytik:	Keine Besonderheiten

Material:	Plasma	**Medium:**	EDTA
Volumen:	5 ml	**Transport:**	Sofortige Plasmagewinnung
Methode:	Photometrie (kinetisch, 405 nm)		

Besonderheiten:	Das proteolytische Enzym kommt in polymorphkernigen neutrophilen (PMN) Granulozyten, Makrophagen und Endothelzellen vor
Indikation:	Generalisierte **Infektionsprozesse, Sepsis**

γ-Glutamyl-Transferase (Blut)

Aussage: Erfassung von Lebererkrankungen mit Beteiligung der Gallenwegsepithelien

normal: Männer: <28 U/l,
Frauen: <18 U/l

erhöht: Lebererkrankungen mit Cholestase, Fettleber, alkohol-toxische Hepatitis, Cholelithiasis, Cholangitis, primär biliäre Lerberzirrhose

vermindert: Nicht relevant

Präanalytik: Beeinflussende Medikamente nach Möglichkeit mindestens 48 Stunden vor Blutentnahme absetzen; sachgemäße venöse Stauung (<2 Minuten) beachten!

Material: Serum (Plasma)

Medium: Hämolysefrei

Volumen: 1 ml

Transport: Frisch

Methode: Photometrie (kinetischer UV-Test)

Besonderheiten: Halbwertszeit 3–4 Tage. Arzneimittel (z.B. Antiepileptika, Diphenylhydantoin, Aminopyrin, Warfarin, Ovulationshemmer) bewirken wie Alkohol als Enzyminduktoren erhöhte Aktivitäten im Serum

Indikation: Differentialdiagnose von **Lebererkrankungen**

Glutamat-Dehydrogenase (GLDH) (Blut)

Aussage:	Erfassung irreversibler Leberzellschäden (Zerstörung der Mitochondrien)
normal:	Männer: <8 U/l; Frauen: <3 U/l
erhöht:	Leberparenchym-Zellnekrosen, akute und chronische Hepatitis, Leberzirrhose, Leberkarzinom, toxische Leberschäden
vermindert:	Nicht relevant
Präanalytik:	Keine Besonderheiten

Material:	Serum (Plasma)	**Medium:**	Hämolysefrei
Volumen:	1 ml	**Transport:**	Frisch
Methode:	Photometrie (kinetischer UV-Test)		

Besonderheiten:	Halbwertszeit ca.18 Stunden. 10% Aktivitätsverlust innerhalb von 24 Stunden nach Blutentnahme, daher sofortige Bestimmung erforderlich
Indikation:	**Leberparenchymschäden**

Glutamat-Oxalacetat-Transaminase (GOT) (Blut)

Aussage:	Erfassung von Zellschäden durch Austritt des multilokulären, nicht organspezifischen Zellenzyms
normal:	Männer: <17 U/l; Frauen: <15 U/l
erhöht:	Akute und chronische Lebererkrankungen, Gallenwegserkrankungen, Nekrosen der Herz- und Skelettmuskulatur
vermindert:	Nicht relevant
Präanalytik:	Beeinflussende Medikamente nach Möglichkeit mindestens 48 Stunden vor Blutentnahme absetzen; Sachgemäße venöse Stauung (<2 Minuten) beachten!

Material:	Serum (Plasma)	**Medium:**	Hämolysefrei
Volumen:	1 ml	**Transport:**	Frisch
Methode:	Photometrie (kinetischer UV-Test)		

Besonderheiten:	Synonym: Aspartat-Amino-Transferase (AST) Halbwertszeit 12–24 Stunden. 80% der Aktivität des Vollbluts ist in den Erythrozyten, daher Hämolyse vermeiden (zu hohe Werte!). Erhöhte Werte (unspezifisch) durch Nebenwirkung zahlreicher Medikamente und durch Alkohol
Indikation:	**Herzmuskelerkrankungen, Lebererkrankungen, Skelettmuskelschäden**

Glutamat-Pyruvat-Transaminase (GPT) (Blut)

Aussage: Erfassung von Leberparenchym-Zellschäden durch Austritt des in Hepatozyten lokalisierten Enzyms

normal: Männer: <23 U/l;
Frauen: <19 U/l

erhöht: Leberparenchymschäden (Hepatitiden, Verschlußikterus, Leberzirrhose)

vermindert: Nicht relevant

Präanalytik: Beeinflussende Medikamente nach Möglichkeit mindestens 48 Stunden vor Blutentnahme absetzen; Sachgemäße venöse Stauung (<2 Minuten) beachten!

Material: Serum (Plasma)

Medium: Nativ

Volumen: 1 ml

Transport: Frisch

Methode: Photometrie (kinetisch im UV-Test)

Besonderheiten: Synonym: Alanin-Amino-Transferase (ALT)
Halbwertszeit 36–48 Stunden. 30% sind im Zytoplasma gelöst, 70% in den Mitochondrien gebunden.
Erhöhte Werte (unspezifisch) durch Nebenwirkung zahlreicher Medikamente und durch Alkohol

Indikation: **Lebererkrankungen**

Hydroxybutyrat-Dehydrogenase (HBDH) (Blut)

Aussage: Erfassung von kardialen Zellschäden (Freisetzung zytoplasmatischer Gewebsenzyme)

normal: <140 U/l

erhöht: Herzinfarkt, Anämien (hämolytische und perniziöse Anämie), Lungenembolie

vermindert: Nicht relevant

Präanalytik: Keine Besonderheiten

Material: Serum (Plasma)

Medium: Kein Heparin

Volumen: 1 ml

Transport: Hämolysefrei

Methode: a) Photometrie (2-Oxobutyrat),
b) als LDH-1-Fraktion in der LDH-Elektrophorese

Besonderheiten: Identisch mit dem Isoenzym-1 der LDH. Die Methode a) ist nicht spezifisch für LDH-1, jedoch ist die Umsatzgeschwindigkeit der anderen LDH-Isoenzyme zu vernachlässigen. Halbwertszeit 2–7 Tage

Indikation: **Herzmuskelerkrankungen**

Lactat-Dehydrogenase (LDH) (Blut)

Aussage: Erfassung von Zellschäden mit Austritt zytoplasmatischer Gewebsenzyme ohne Organspezifität

normal: 80–240 U/l

erhöht: Herzinfarkt, Myokarditis, Hepatitis, metastasierende Neoplasien, Leukämien, hämolytische Anämien, Lungenembolie, Traumen, Operationen

vermindert: Nicht relevant

Präanalytik: Stärkere körperliche Belastung (insbesondere bei Untrainierten) 24 Stunden vor Untersuchung vermeiden! Sachgemäße venöse Stauung (<2 Minuten) beachten!

Material: Serum

Medium: Hämolysefrei

Volumen: 1 ml

Transport: Frisch

Methode: Photometrie (kinetisch im UV-Test)

Besonderheiten: Halbwertszeit 2–7 Tage. LDH-1-Isoenzym ist identisch mit der HBDH (Herzmuskel); LDH-5-Isoenzym kommt vor allem in der Leber vor. Im Serum finden sich höhere Werte als im Plasma (Freisetzung aus Erythrozyten und Thrombozyten)

Indikation: **Gewebsschädigungen**, Zellzerfall, **Tumoren**

Lactat-Dehydrogenase-Isoenzyme (Blut)

Aussage:	Erfassung von Zellschäden durch Austritt zytoplasmatischer Gewebsenzyme
normal:	LDH-1: 20–30%; LDH-2: 28–44%; LDH-3: 16–25%; LDH-4: 0–18%; LDH-5: 0–16%
pathologisch:	LDH-1+2 (anodisch): Herzinfarkt, Myokarditis, Keimzell-Tumoren, hämolytische Anämien, Niereninfarkt, Muskeldystrophie; LDH-4+5 (kathodisch): Lebererkrankungen, Skelettmuskelerkrankungen, metastasierende Neoplasien; LDH-3: Lungenembolie, Mononucleose
Präanalytik:	Keine Besonderheiten
Material:	Serum
Medium:	Hämolysefrei
Volumen:	1 ml
Transport:	Frisch
Methode:	Celluloseacetatfolien-Elektrophorese
Besonderheiten:	Halbwertszeit 2–7 Tage. LDH-1-Isoenzym ist identisch mit der HBDH (Herzmuskel); LDH-5-Isoenzym kommt vor allem in der Leber vor. Im Serum ist zudem die Fraktion LDH-3 (intermediäre Gruppe) nachweisbar (Lympho- u.Thrombozyten). Ein atypisches Isoenzym kann bei Neuroblastomen auftreten
Indikation:	Differentialdiagnose von **Herzmuskel-** und **Lebererkrankungen, Tumoren**

Lipase (Blut)

Aussage:	Erfassung von Störungen der Triglyceridhydrolyse infolge eingeschränkter exokriner Pankreassekretion
normal:	<190 U/l
erhöht:	Akute und chronisch rezidivierende Pankreatitis, Niereninsuffizienz, Cholestase, nach ERCP
vermindert:	Nicht relevant
Präanalytik:	Keine Besonderheiten

Material:	Serum (Plasma)	**Medium:**	Kein EDTA !
Volumen:	1 ml	**Transport:**	Frisch
Methode:	Turbidimetrie (Stabilisierung der Emulsion mit Na-Desoxycholat, Colipase), Autotitration		

Besonderheiten:	Halbwertszeit 3–6 Stunden. Hämolyse stört die Bestimmung. Postheparin-Lipase wird in diesem Test nicht miterfaßt und stört daher nicht. EDTA, Chinin und Eserin wirken hemmend
Indikation:	Entzündliche und tumoröse Erkrankungen des **Pankreas**

Prostata-spezifische saure Phosphatase (PAP) (Blut)

Aussage:	Erfassung der pathologischen Freisetzung eines organspezifischen Enzyms der Prostata		
normal:	<2 ng/ml		
erhöht:	Prostata-Karzinom, Manipulation an der Prostata		
vermindert:	Nicht relevant		
Präanalytik:	Ausreichender zeitlicher Abstand nach palpatorischen, endoskopischen oder chirurgischen Eingriffen an der Prostata		
Material:	Serum	**Medium:**	Nativ
Volumen:	1 ml	**Transport:**	Frisch
Methode:	Immunoassay (EIA, RIA)		
Besonderheiten:	Es handelt sich um das Isoenzym-2 der gesamt-sauren Phosphatase. Manipulationen an der Prostata führen bereits zu einer Erhöhung der PAP. Die Bestimmung darf daher frühestens 48 Stunden danach erfolgen		
Indikation:	Erkrankungen der **Prostata**		

Saure Phosphatase (SP) (Blut)

Aussage:	Erfassung unspezifischer Schädigungen der Thrombozyten, des Knochens, des RES oder der Prostata
normal:	Gesamt: <13 U/l; Tartrat-gehemmt: <4 U/l
erhöht:	Prostata-Tumoren, Prostatitis, Skeletterkrankungen (z.B. Morbus Paget), Hyperparathyreoidismus, Knochen-Tumoren und -Metastasen, Thrombosen, Morbus Gaucher, hämatologische Systemerkrankungen
vermindert:	Nicht relevant
Präanalytik:	Ausreichender zeitlicher Abstand nach palpatorischen, endoskopischen oder chirurgischen Eingriffen an der Prostata
Material:	Serum
Medium:	Nativ
Volumen:	1 ml
Transport:	Hämolysefrei
Methode:	Photometrie (enzymatisch ohne und nach Tartrathemmung, Substrat p-Nitrophenylphosphat)
Besonderheiten:	Plasma hat im Vergleich zu Serum wegen der Thrombozyten-SP niedrigere Werte. Heparin hemmt die SP-Aktivität. Blut muß schnell zentrifugiert und auf ein saures pH gebracht werden
Indikation:	Erkrankungen der **Prostata**

Trypsin (Blut)

Aussage:	Erfassung von Erkrankungen des Pankreas mit Übertritt des normalerweise exokrin wirkenden Enzyms in das Blut		
normal:	140–400 ng/ml		
erhöht:	Akute Pankreatitis, Pankreaskarzinom, zystische Pankreasfibrose (in den ersten Lebensmonaten)		
vermindert:	Chronische Pankreatitis, Pankreasinsuffizienz (auch gelegentlich bei manifestem Diabetes mellitus)		
Präanalytik:	Keine Besonderheiten		
Material:	Serum	**Medium:**	Nativ
Volumen:	1 ml	**Transport:**	Frisch
Methode:	Immunoassay (RIA)		
Besonderheiten:	Bei Niereninsuffizienz können sich auch erhöhte Trypsinwerte finden. Die Bestimmung der Konzentration anstatt der enzymatischen Aktivität ist erforderlich, da Antiproteasen im Blut die Enzymaktivität inhibieren		
Indikation:	Entzündliche oder tumoröse **Pankreaserkrankungen**		

Proteine

Albumin (Blut)

Aussage:	Erfassung von Synthesestörungen in der Leber oder von Verlusten vorwiegend durch Niere und Darm
normal:	35–50 g/l
erhöht:	Dehydratation, Pseudohyperalbuminämie
vermindert:	Chronische Pyelonephritis, interstitielle Nephritis, Leberzirrhose, kompensatorisch bei allen Globulinvermehrungen (akute und chronische Infektionen, Tumoren, Plasmozytom)
Präanalytik:	Sachgemäße venöse Stauung (unter 2 Minuten) beachten!

Material:	Serum	**Medium:**	Hämolysefrei
Volumen:	2 ml	**Transport:**	Frisch

Methode:	a) Trennung im elektrischen Feld (Celluloseacetat, Amidoschwarz oder Ponceau S), b) Nephelometrie
Besonderheiten:	Die Methode a) ist nicht standardisiert, weswegen von Labor zu Labor verschiedene Ergebnisse resultieren
Indikation:	**Nierenerkrankungen, Leberzirrhose, Verbrennungen, Tumoren**

Albumin (Urin)

Aussage:	Erfassung von Störungen der glomerulären und tubulären Proteinclearance
normal:	Unter 100 mg pro Tag
erhöht:	Schädigungen des Nephrons (renal, z.B. Diabetes mellitus), Harnwegserkrankungen (post-renal, z.B. entzündliche Genese)
vermindert:	Praktisch keine meßbare physiologische Ausscheidung, da vollständige Reabsorption
Präanalytik:	Morgens um 8 Uhr die Blase entleeren (Urin verwerfen); Beginn der Sammlung bis zum Morgen des nächsten Tages (letzten Urin um 8 Uhr mit einbeziehen)

Material:	Probe des 24-Stunden-Urins	**Medium:**	Nativ
Volumen:	5 ml	**Transport:**	24-Stunden-Menge angeben

Methode:	a) Trennung der Proteine nach Molekulargewicht (Polyacrylamidgel-Elektrophorese), b) Nephelometrie
Besonderheiten:	Bei glomerulärer Proteinurie werden Albumin und vor allem höhermolekulare Proteine (IgG, Transferrin) ausgeschieden; bei tubulärer Proteinurie vorwiegend niedermolekulare Proteine (Leichtketten, $ß_2$-M)
Indikation:	**Nephrotisches Syndrom, Nierenparenchymschäden, Diabetes mellitus**

α_1-Antitrypsin (Blut)

Aussage:	Erfassung von Erkrankungen mit hemmender Wirkung auf proteolytische Enzyme (Trypsin, Elastase, Thrombin)
normal:	200–400 mg/dl
erhöht:	Akut endzündliche Prozesse (akute-Phase-Protein), maligne Tumoren
vermindert:	Hereditärer α_1-Antitrypsinmangel (chronisch-rezidivierende Leber- und/oder Lungenerkrankungen)
Präanalytik:	Ausreichender zeitlicher Abstand nach endoskopischen oder chirurgischen Eingriffen

Material:	Serum	**Medium:**	Nativ
Volumen:	1 ml	**Transport:**	Frisch

Methode:	Nephelometrie, zur weiteren Abklärung eines Mangels: Phänotypisierung (Gel-Elektrophorese)
Besonderheiten:	Entzündliche Prozesse können bei heterozygoten Merkmalsträgern mit niedrigen Antitrypsin-Werten einen Mangel maskieren! Bei Schwangerschaft oder nach Einnahme von Antikonzeptiva kann es zu falsch erhöhten Werten kommen
Indikation:	Differentialdiagnose von **Leber**- und **Lungenerkrankungen**

Bence-Jones-Protein (Urin)

Aussage:	Auftreten eines niedermolekularen Paraproteins (Leichtketten der Immunglobuline)
normal:	Negativ
erhöht:	Leichtketten-Plasmozytom, monoklonale Gammopathien
vermindert:	Kommt physiologischerweise nicht vor
Präanalytik:	Keine Besonderheiten

Material:	Urin (spontan)	**Medium:**	Nativ
Volumen:	5 ml	**Transport:**	Gekühlt, eilig

Methode:	Wärmepräzipitation, Urin-Elektrophorese, Immunelektrophorese, Immunfixation
Besonderheiten:	Wärmepräzipitation (Bence-Jones-Probe) nur zur schnellen Orientierung (Präzipitat verschwindet bei Erwärmen über 60°C und erscheint wieder bei Abkühlen unter 60°C)
Indikation:	**Paraproteinämie**

Blutkörperchen-Senkungsgeschwindigkeit (BKS)

Aussage:	Erfassung von Veränderungen im Verhältnis der Serumproteine zueinander
normal:	Männer: 1.Stunde 3–8, 2.Stunde 5–18; Frauen: 1.Stunde 6–10, 2.Stunde 5–20 (nach Westergren)
erhöht:	Erhöht: akute und chronische Infektionen, Tumoren, Leukämien, Plasmozytom, Anämien, Autoimmunerkrankungen (z.B. Kollagenosen, Vaskulitiden), nephrotisches Syndrom
vermindert:	Erniedrigt: Polyglobulien, Polycythaemia vera, Sichelzellanämie
Präanalytik:	Keine Besonderheiten

Material:	Citratblut	**Medium:**	Citrat 1:5
Volumen:	2 ml	**Transport:**	Frisch

Methode:	Erythrozytensedimentation in graduierten Sedimentations-Säulen (Westergren)
Besonderheiten:	Kälte verlangsamt, Wärme beschleunigt die Senkung. Medikamente (z.B. Corticoide, Salicylate und Thiosemicarbazone) verlangsamen die BKS. Säulen müssen trocken sein! Schleiersenkung bei Vermehrung der Retikulozyten infolge verlangsamter Retikulozyten im Vergleich zu den Erythrozyten
Indikation:	**Orientierungstest** bei **Infektionen**, **Tumoren**, **Dysproteinämie**

Coeruloplasmin (Blut)

Aussage:	Erfassung von Störungen beim Transport des Serumkupfers
normal:	20–60 mg/dl
erhöht:	Akute Infektionen (Akute-Phase-Protein), Verschlußikterus, Gravidität, Morbus Hodgkin, Tumoren
vermindert:	Morbus Wilson, nephrotisches Syndrom, exsudative Gastroenteropathie, Menkes-Syndrom
Präanalytik:	Ausreichender zeitlicher Abstand nach endoskopischen oder chirurgischen Eingriffen

Material:	Serum	**Medium:**	Nativ
Volumen:	1 ml	**Transport:**	Frisch
Methode:	Nephelometrie		

Besonderheiten:	Orale Kontrazeptiva, Androgene und Phenytoin können erhöhte Werte verursachen
Indikation:	**Morbus Wilson, Menkes-Syndrom**

C-reaktives Protein (CRP) (Blut)

Aussage: Auftreten des klassischen Akute-Phase-Proteins als Reaktion auf bakterielle Infektionen

normal: Unter 0,8 mg/dl

erhöht: Akute, insbesondere bakterielle Infektionen, verstärkter Zellkatabolismus (Nekrosen), chronisch-entzündliche Prozesse, postoperativ, Herzinfarkt, Tumoren

vermindert: Nicht relevant

Präanalytik: Ausreichender zeitlicher Abstand nach endoskopischen oder chirurgischen Eingriffen

Material: Serum

Medium: Nativ

Volumen: 5 ml

Transport: Frisch

Methode: Nephelometrie

Besonderheiten: CRP ist durch eine besonders kurze Halbwertszeit charakterisiert. Lipämie und hohe Konzentrationen an Rheumafaktoren verursachen fälschlich zu hohe Werte

Indikation: **Infektionen**

α-Fetoprotein (AFP) (Blut)

Aussage: Anzeige von Komplikationen während der pränatalen embryonalen Entwicklung

normal: Anstieg von 20 µg/l (6.SSW) bis ca. 150 µg/l (35.SSW); danach wieder Abfall bis unter 80 µg/l (40.SSW)

erhöht: Neuralrohrdefekte, Spina bifida, Anenzephalie, Ösophagusatresie, Mongolismus, Zwillingsschwangerschaft

vermindert: Nicht relevant

Präanalytik: Keine Besonderheiten

Material: Serum

Medium: Nativ

Volumen: 2 ml

Transport: Frisch

Methode: Immunoassay (RIA, EIA)

Besonderheiten: Screening im Serum der Mutter zwischen der 16. und 18. Schwangerschaftswoche sinnvoll. Weitere Untersuchungen (Ultraschall, Amniozentese, Fruchtwasser-AFP, Acetylcholinesterase) ab Erhöhungen um das 2,5fache der Norm angezeigt

Indikation: **Schwangerschaftsüberwachung** (**Pränataldiagnostik** von **Neuralrohrdefekten**)

α-Fetoprotein (AFP) (Fruchtwasser)

Aussage:	Anzeige von Komplikationen während der pränatalen embryonalen Entwicklung
normal:	Abfall von 16 ng/l (16.–18.SSW) bis 6 ng/l (21. SSW)
erhöht:	Neuralrohrdefekte, Spina bifida, Anenzephalie, Ösophagusatresie, Mongolismus, Zwillingsschwangerschaft
vermindert:	Eventuell Hinweis auf Trisomie 21, intrauterine Wachstumsretardierung, Plazenta-Insuffizienz
Präanalytik:	Amniozentese unter Ultraschallkontrolle

Material:	Fruchtwasser	**Medium:**	Nativ
Volumen:	1 ml	**Transport:**	Frisch
Methode:	Immunoassay (RIA, EIA)		

Besonderheiten:	Bestimmung in der 16. bis 18. Schwangerschaftswoche sinnvoll. Werte über das 3fache der Norm lassen einen Neuralrohrdefekt sehr wahrscheinlich erscheinen. Fruchtwassergewinnung zur Chromosomenanalyse, erst nachdem die Serumwerte über das 2,5fache der Norm erhöht gefunden wurden
Indikation:	**Pränataldiagnostik** von **Neuralrohrdefekten**

Immunelektrophorese (Blut)

Aussage:	Differenzierung und Identifizierung von Antigenen und Antikörpern		
normal:	Gleichförmig gekrümmte Immunpräzipitate (polyklonal)		
erhöht:	Proliferative monoklonale Gammopathie (Immunozytom, Plasmozytom), akute und chronische Infekte, chronische Lebererkrankungen, Autoimmunerkrankungen		
vermindert:	Antikörper-Mangel, nephrotisches Syndrom		
Präanalytik:	Keine Besonderheiten		
Material:	Serum	**Medium:**	Nativ
Volumen:	1 ml	**Transport:**	Frisch
Methode:	Elektrophorese der Antigene in Agargel; Diffusion von Antiseren; Antigen-Antikörper-Präzipitation		
Besonderheiten:	Die Durchführung setzt die Kenntnis des Gesamtproteins und eine elektrophoretische Proteintrennung voraus		
Indikation:	Qualitative Klassifizierung von **Paraproteinämien**		

Immunelektrophorese (Urin)

Aussage:	Erfassung niedermolekularer, monoklonaler, freier Leichtketten (κ und λ)
normal:	Gleichmäßig gekrümmte Innenpräzipitate als Zeichen geringfügiger polyklonaler Proteinausscheidung
pathologisch:	Bence-Jones-Plasmozytom, monoklonale Leichtketten-Gammopathie, Leichtkettenausscheidung bei sonstigen Plasmozytomen, nephrotisches Syndrom (normales κ-λ–Verhältnis)
Präanalytik:	Keine Besonderheiten

Material:	Urin (spontan)	**Medium:**	Nativ
Volumen:	5 ml	**Transport:**	Gekühlt, eilt

Methode:	Einengung, Elektrophorese der Antigene, Diffusion der Antiseren, Antigen-Antikörper-Präzipitation
Besonderheiten:	Kenntnis des Proteingehalts und der Urinelektrophorese vor Ansatz erforderlich.
Indikation:	Qualitative Differenzierung von **Leichtketten-Paraproteinämien**

Immunfixation (Blut)

Aussage:	Identifizierung monoklonaler Gammopathien
normal:	Diffuse Immunpräzipitate
pathologisch:	Monoklonale Gammopathien (IgA, IgG, IgM, IgD, sehr selten auch IgE)
Präanalytik:	Keine Besonderheiten
Material:	Serum
Medium:	Nativ
Volumen:	1 ml
Transport:	Frisch
Methode:	Elektrophorese des Serums in Agargel; Aufbringen monovalenter Antiseren; Präzipitation
Besonderheiten:	Niedermolekulare Leichtketten sind wegen der Nierengängigkeit im Serum oft nicht nachweisbar. Bei Verdacht muß eine Immunfixation im Urin vorgenommen werden.
Indikation:	Qualitative Klassifizierung von **Paraproteinämien**

Immunfixation (Urin)

Aussage:	Identifizierung niedermolekularer L-Ketten (κ und λ)		
normal:	Diffuse Immunpräzipitate		
pathologisch:	Bence-Jones-Plasmozytom (Light-chain-disease = Leichtkettenkrankheit), Leichtkettenausscheidung bzw. Ausscheidung kompletter Immunglobuline im Rahmen multipler Myelome, nephrotisches Syndrom		
Präanalytik:	Keine Besonderheiten		
Material:	Urin (morgens)	**Medium:**	Nativ
Volumen:	50 ml	**Transport:**	Frisch
Methode:	Elektrophorese des Urins in Agargel; Aufbringen monovalenter Antiseren; Präzipitation		
Besonderheiten:	Da bei der Leichtketten-Erkrankung ein M-Gradient im Serum wegen der Nierengängigkeit der L-Ketten-Proteine nicht nachweisbar ist, stellen Immunelektrophorese bzw. -fixation im Urin die Methoden der Wahl dar		
Indikation:	Qualitative Differenzierung von **Leichtketten-Paraproteinämien**		

Immunglobulin A (IgA) (Blut)

Aussage:	Erfassung von Synthesestörungen lymphoider Zellklone der Ig-Klasse A (Dys- und Paraproteine)
normal:	90–450 mg/dl
erhöht:	Proliferative monoklonale Gammopathie (IgA-Plasmozytom), chronische, insbesondere toxische Lebererkrankungen, chronisch-aktive Infekte, Autoimmunerkrankungen, Leberzirrhose (v.a. äthyltoxisch)
vermindert:	Nephrotisches Syndrom, angeborene und erworbene Defektimmunopathien, exsudative Enteropathie
Präanalytik:	Sachgemäße venöse Stauung (unter 2 Minuten) beachten!

Material:	Serum	**Medium:**	Nativ
Volumen:	1 ml	**Transport:**	Frisch

Methode:	a) Nephelometrie (quantitativ), b) Immunelektrophorese, Immunfixation (qualitativ)
Besonderheiten:	Plasma ist nicht geeignet, da durch Wasseraustritt aus den Erythrozyten die Proteinkonzentration scheinbar herabgesetzt wird. Zur Differenzierung zwischen hereditärem und Immunkomplex-bedingtem IgA-Mangel eignet sich die Bestimmung von sekretorischem IgA im Speichel (normal 2–20 mg/dl)
Indikation:	Chronische **Lebererkrankungen,** chronische **Infektionen,** Suche nach **Paraproteinämien, Autoimmunerkrankungen**

Immunglobulin D (IgD) (Blut)

Aussage:	Erfassung von Synthesestörungen lymphoider Zellklone der Ig-Klasse D (Dys- und Paraproteine)
normal:	<200 U/ml
erhöht:	Proliferative monoklonale Gammopathie (IgD-Plasmozytom, sehr selten)
vermindert:	Nicht relevant
Präanalytik:	Keine Besonderheiten

Material:	Serum	**Medium:**	Nativ
Volumen:	1 ml	**Transport:**	Frisch
Methode:	a) radiale Immundiffusion, b) Immunfixation		

Besonderheiten:	Bestimmungen im Plasma sind nicht geeignet, da durch Wasseraustritt aus den Erythrozyten die Proteinkonzentration scheinbar herabgesetzt wird
Indikation:	IgD-**Paraproteinämie** (selten)

Immunglobulin E (IgE) (Blut)

Aussage:	Erfassung spezifischer Oberflächenproteine nach Freisetzung durch die Mastzellen der Haut und der Schleimhäute bei der Reagin-vermittelten Typ-I-Allergie
normal:	15–240 E/ml
erhöht:	Allergisches Asthma, Pollenallergien, Neurodermitis (Dermatitis atopica), Parasitosen, Hodentumoren, Tumoren im HNO-Bereich (Pharynx), Lupus erythematodes (LE), Sarkoidose, T-Zell-Defekte, IgE-Plasmozytom (sehr selten)
vermindert:	Nephrotisches Syndrom, humorale Defektimmunopathien
Präanalytik:	Keine Besonderheiten

Material:	Serum	**Medium:**	Nativ
Volumen:	1 ml	**Transport:**	Frisch
Methode:	a) Immunoassay (RIA, EIA), b) Nephelometrie		

Besonderheiten:	Allergien sind auch dann nicht auszuschließen, wenn sich der IgE-Wert im Normalbereich bewegt. Zur Differenzierung der Antikörper-Spezifität ist ein Radio-Allergo-Sorbent-Test (RAST) oder ein Multiple-Allergo-Sorbent-Test (MAST) angezeigt
Indikation:	Typ-I-**Allergien** (z.B. **Asthma, Pollinosen, Rhinitis, Neurodermatitis, Parasitosen**)

Immunglobulin G (IgG) (Blut)

Aussage: Erfassung von Synthesestörungen lymphoider Zellklone der Ig-Klasse G (Dys- und Paraproteine)

normal: 530–1450 mg/dl

erhöht: Proliferative monoklonale Gammopathie (IgG-Plasmozytom), akute Infekte (v.a Reinfekte), chronische Lebererkrankungen, chronische Infekte, Autoimmunerkrankungen (insbesondere Autoimmunhepatitis)

vermindert: Nephrotisches Syndrom, angeborene und erworbene Defektimmunopathien, exsudative Enteropathie

Präanalytik: Sachgemäße venöse Stauung (unter 2 Minuten) beachten!

Material:	Serum	**Medium:**	Nativ
Volumen:	1 ml	**Transport:**	Frisch

Methode: a) Nephelometrie (quanitativ), b) Immunelektrophorese, Immunfixation (qualitativ)

Besonderheiten: Bestimmungen im Plasma sind nicht geeignet, da durch Wasseraustritt aus den Erythrozyten die Proteinkonzentration scheinbar herabgesetzt wird

Indikation: Chronische **Lebererkrankungen,** chronische **Infektionen,** Suche nach **Paraproteinämien**

Immunglobulin M (IgM) (Blut)

Aussage:	Erfassung von Synthesestörungen lymphoider Zellklone der Ig-Klasse M (Dys- und Paraproteine)
normal:	60–280 mg/dl
erhöht:	Proliferative monoklonale Gammopathie (Immunozytom, Morbus Waldenström), akute und chronische Infekte, Autoimmunerkrankungen, primär biliäre Leberzirrhose, chronisch destruierende Cholangitis
vermindert:	Hereditäre und erworbene Defektimmunopathien, nephrotisches Syndrom (relativ geringe Verluste im Vergleich zu den übrigen Immunglobulinen)
Präanalytik:	Sachgemäße venöse Stauung (unter 2 Minuten) beachten!

Material:	Serum	**Medium:**	Nativ
Volumen:	1 ml	**Transport:**	Frisch

Methode:	a) Nephelometrie (quantitativ), b) Immunelektrophorese, Immunfixation (qualitativ)
Besonderheiten:	Bestimmungen im Plasma sind nicht geeignet, da durch Wasseraustritt aus den Erythrozyten die Proteinkonzentration scheinbar herabgesetzt wird
Indikation:	Akute **Lebererkrankungen,** akute **Infektionen,** Suche nach **Paraproteinämien, Autoimmunerkrankungen**

Komplement-C_1-Inaktivator (Blut)

Aussage:	Erfassung eines der verschiedenen Infektionsmediatoren im Komplementsystem bei Infektionen
normal:	17–44 mg/dl
erhöht:	Entzündliche Prozesse mit Immunreaktion (Beurteilung der Erkrankungsphase)
vermindert:	Hereditäres Angioödem, erworbener C_1-INH-Mangel (z.B. massiver Verbrauch bei lymphoproliferativen Erkrankungen)
Präanalytik:	Keine Besonderheiten

Material:	Serum	**Medium:**	Nativ
Volumen:	1 ml	**Transport:**	Frisch
Methode:	Nephelometrie		

Besonder-heiten:	Synonym: C_1-Esterase-Inhibitor (C_1-INH) Durch Proteolyse können einzelne Komponenten abgebaut werden, weswegen die Bestimmung in frischem oder tiefgefrorenem Serum durchgeführt werden muß
Indikation:	**Infektionen, angioneurotisches Ödem**

Komplement C_3 (Blut)

Aussage:	Erfassung eines Infektionsmediators im Komplementsystem bei Infektionen		
normal:	80–140 mg/dl		
erhöht:	Entzündliche Prozesse mit Immunreaktion (Beurteilung der Erkrankungsphase)		
vermindert:	Komplementdefekt oder -verbrauch durch Ausbildung von Immunkomplexen (z.B. Lupus erythematodes [LE]), Glomerulonephritis, Polyarthritis rheumatica)		
Präanalytik:	Keine Besonderheiten		
Material:	Serum	**Medium:**	Nativ
Volumen:	1 ml	**Transport:**	Frisch
Methode:	a) Nephelometrie (Proteinkonzentration), b) Immunoassay (ELISA) (aktiviertes Komplement)		
Besonderheiten:	Synonym: $\beta_{1C/1A}$-Globulin C_3 ist häufig eher erniedrigt als C_4. Durch Proteolyse können einzelne Komponenten abgebaut werden, weswegen die Bestimmung in frischem oder tiefgefrorenem Serum durchgeführt werden muß		
Indikation:	Verdacht auf **Immunkomplex**-Krankheit, **Infektionen**, **Nierenerkrankungen** (**Glomerulonephritis**), **Lupus erythematodes**, **Polyarthritis**		

Komplement C_4 (Blut)

Aussage:	Erfassung eines Infektionsmediators im Komplementsystem bei Infektionen
normal:	20–50 mg/dl
erhöht:	Entzündliche Prozesse mit Immunreaktion (Beurteilung der Erkrankungsphase)
vermindert:	Erkrankungen mit Ausbildung von Immunkomplexen (z.B. Nephritis, generalisierte Vaskulitis, hereditäres angioneurotisches Ödem)
Präanalytik:	Keine Besonderheiten

Material:	Serum	**Medium:**	Nativ
Volumen:	1 ml	**Transport:**	Frisch

Methode:	a) Nephelometrie (Proteinkonzentration), b) ELISA (aktiviertes Komplement)
Besonderheiten:	Synonym: β_{1E}-Globulin C_3 ist häufig eher erniedrigt als C_4. Durch Proteolyse können einzelne Komponenten abgebaut werden, weswegen die Bestimmung in frischem oder tiefgefrorenem Serum durchgeführt werden muß
Indikation:	Verdacht auf **Immunkomplex**-Krankheit, Rezidivierende **Infektionen**, **Nierenerkrankungen (Nephritis)**, **Vaskulitis**

α_2-Makroglobulin (Blut)

Aussage:	Erfassung von Störungen der physiologischen Fibrinolysehemmung
normal:	150–420 mg/dl
erhöht:	Thrombosen, maligne Tumoren, Nephrotisches Syndrom, Porphyria cutanea tarda
vermindert:	Nicht relevant
Präanalytik:	Keine Besonderheiten

Material:	Serum	**Medium:**	Nativ
Volumen:	1 ml	**Transport:**	Frisch
Methode:	Nephelometrie		

Besonderheiten:	Östrogene und Kontrazeptiva können eine Erhöhung hervorrufen. Bei der Therapie mit Dextranen und Streptokinase können zu niedrige Konzentrationen gefunden werden
Indikation:	**Nephrotisches Syndrom, Porphyrie**

β_2-Mikroglobulin (Urin)

Aussage:	Erfassung von Störungen der glomerulären Filtration und der tubulären Rückresorption
normal:	Unter 370 µg pro Tag
erhöht:	Tubuläre Niereninsuffizienz (z.B. durch nephrotoxische Medikamente)
vermindert:	Nicht relevant
Präanalytik:	Keine Besonderheiten; Urinmengen nach Blasenentleerung ab 8 Uhr morgens messen und bis 8 Uhr des nächsten Tages sammeln

Material:	Probe des 24-Stunden-Urins	**Medium:**	1 N NaOH
Volumen:	10 ml	**Transport:**	24-Stunden-Menge

Methode:	Immunoassay (RIA, ELISA)
Besonderheiten:	Positive Korrelation zur Aminoglykosid-Nephrotoxizität und zur Schwermetall-Ausscheidung bei entsprechender Intoxikation (z.B. Cadmium, Quecksilber)
Indikation:	Tubuläre **Nierenschädigungen**

Myoglobin (Blut)

Aussage:	Freisetzung bei Schädigung der Herz- oder Skelettmuskulatur
normal:	Männer: 16–76 µg/l = 0,9–4,4 µmol/l; Frauen: 7–64 µg/l = 0,4–3,7 µmol/l
erhöht:	Herzinfarkt, hereditäre Skelettmuskelerkrankungen, muskuläre Überanstrengung, Rhabdomyolysen, maligne Hyperthermie, akutes und chronisches Nierenversagen
vermindert:	Nicht relevant
Präanalytik:	Stärkere körperliche Belastung (insbesondere bei Untrainierten) 24 Stunden vor Untersuchung vermeiden!

Material:	Serum	**Medium:**	Nativ
Volumen:	1 ml	**Transport:**	Frisch oder eingefroren (mind. -20°C)

Methode:	a) Latex-Agglutination (semiquantitativer Schnelltest); b) Immunoassay (RIA)
Besonderheiten:	Eine organbezogene Differenzierung ist nicht möglich. Die diagnostische Spezifität entspricht der CK. Lipämie und Rheumafaktoren können die Latex-Agglutination stören. Bei Nachweis im Urin handelt es sich fast ausschließlich um Myoglobin aus der Skelettmuskulatur
Indikation:	Früherkennung des **Herzinfarkts, Muskelerkrankungen**

Protein (gesamt) (Blut)

Aussage:	Erfassung von Dysproteinämien und Störungen im Wasserhaushalt
normal:	60–83 g/l
erhöht:	Chronisch-entzündliche Erkrankungen, Hepatopathien, Paraproteinämien, einige Autoimmunerkrankungen, aktive Sarkoidose, Exsikkose
vermindert:	Nephrotisches Syndrom, Verbrennungen, schwere toxische Leberschäden, Kolitis, exsudative Enteropathie, Mangelernährung, Malabsorption, Antikörper-Mangelsyndrom
Präanalytik:	Sachgemäße venöse Stauung (unter 2 Minuten) beim liegenden Patienten

Material:	Serum	**Medium:**	Hämolysefrei
Volumen:	1 ml	**Transport:**	Frisch

Methode:	Photometrie der Kupfer-Peptid-Reaktion (Biuret-Reaktion)
Besonderheiten:	Infusionslösungen wie Gelatine (Haemaccel), Zuckerlösungen und Polyglucose wie Dextran (Macrodex) sowie einige Röntgenkontrastmittel stören die Reaktion und täuschen erhöhte Werte vor. Wegen der Umverteilung des intravasalen Wasserraums bestehen Unterschiede zwischen stehenden, sitzenden und liegenden Patienten
Indikation:	Störungen des **Flüssigkeitshaushalts**, **Nieren**- und **Lebererkrankungen, Verbrennungen**, Verdacht auf **Paraproteinämie**

Protein (gesamt) (Liquor)

Aussage:	Auftreten bei Funktionsstörungen der Blut-Liquor-Schranke, Erkennung anhand des Liquor-Serum-Quotienten
normal:	15–50 mg/dl
erhöht:	Bakterielle bzw. virale Meningitis und Encephalitis, Multiple Sklerose (MS), Lues, Tumoren, Polyradikulitis, Polyneuritis (Morbus Guillain-Barré)
vermindert:	Nicht relevant
Präanalytik:	Materialgewinnung unter sterilen Bedingungen durch Lumbalpunktion beim nüchternen Patienten

Material:	Liquor	**Medium:**	Hämolysefrei
Volumen:	2 ml	**Transport:**	Sofort, eilig

Methode:	Photometrie (Lichtstreuung bei 340 nm, Trichloressigsäure)
Besonderheiten:	Bestimmung in hämorrhagischem Liquor ist wertlos. Gemeinsam mit β_2-Transferrin, einem autochtonen Liquorprotein, ist Liquor-Protein (besser noch Liquor-Albumin) eine geeignete Kenngröße zur Differenzierung zwischen Liquor und Nasensekret (10fach höherer Eiweißgehalt) bei der Abklärung von Schädelbasisfrakturen
Indikation:	Infektionen des **ZNS**

Protein (gesamt) (Urin)

Aussage:	Auftreten bei renal bedingten Proteinverlusten
normal:	<100 mg pro Tag
erhöht:	Nephrotisches Syndrom, diabetische Nephropathie, Nierenvenenthrombose, Glomerulo- und Pyelonephritis, Fieber, Dys- und Paraproteinämien, körperliche Belastung, Schwangerschaft
vermindert:	Nicht relevant
Präanalytik:	Keine Besonderheiten; Urinmengen nach Blasenentleerung ab 8 Uhr morgens messen und bis 8 Uhr des nächsten Tages sammeln

Material:	Probe des 24-Stunden-Urins	**Medium:**	Frisch
Volumen:	5 ml	**Transport:**	24-Stunden-Menge angeben

Methode:	a) Photometrie (540 nm, Benzethonchlorid); b) Teststreifen (Farbumschlag bei konstantem pH)
Besonderheiten:	Blutersatzmittel (Polyvinylpyrrolidon) und oxidierende Reinigungsmittel in Sammelgefäßen bewirken falsch positive Ergebnisse. Mit der sog.„großen Proteinurie" werden Verluste über 3,5 g pro Tag bezeichnet (z.B. beim nephrotischen Syndrom)
Indikation:	**Nierenerkrankungen**

Proteinelektrophorese (Blut)

Aussage:	orientierende Typisierung von Dys- bzw. Paraproteinämien		
normal:	Albumin: 55–64%; α_1-Globulin: 2–4%; α_2-Globulin: 7–10%; β-Globulin: 9–13%; γ-Globulin: 12–20%		
erhöht:	Relative oder absolute Vermehrung einzelner Fraktionen bei Infektionen, Lebererkrankungen, Tumoren, Paraproteinämien, nephrotischem Syndrom		
vermindert:	Entsprechende Verminderung der anderen Fraktionen		
Präanalytik:	Keine Besonderheiten		
Material:	Serum	**Medium:**	Hämolysefrei
Volumen:	2 ml	**Transport:**	Frisch
Methode:	Trennung im elektrischen Feld auf Celluloseacetat und Färbung mit Amidoschwarz oder Ponceau S		
Besonderheiten:	Die Angaben sind relativ (Verhältnis der Fraktionen) oder absolut (bezogen auf Gesamt-Protein) möglich. Die Methode ist nicht standardisiert, weswegen von Labor zu Labor verschiedene Ergebnisse resultieren. Es sollte kein Plasma verwendet werden, da Fibrinogen einen Gradienten im Bereich zwischen β- und γ-Fraktion bildet		
Indikation:	**Orientierungstest** zur Erkennung von **Dysproteinämien** und **Paraproteinämien**		

Protein-Elektrophorese (Urin)

Aussage: Auftreten von Proteinen bei Störungen der glomerulären und tubulären Clearance

normal: Albumin: < 100 mg/d; Ig <10 mg/d; Transferrin < 10 mg/d; Retinol-bindendes Protein (RBP): < 2 mg/d

pathologisch: Schädigungen des Nephrons (renal), Dys- bzw. Paraproteinämien (Bence Jones) (prärenal) und Harnwegserkrankungen (postrenal)

Präanalytik: Morgens um 8 Uhr die Blase entleeren (Urin verwerfen); Beginn der Sammlung bis zum Morgen des nächsten Tages (letzten Urin um 8 Uhr mit einbeziehen)

Material:	Probe des 24-Stunden-Urins	**Medium:**	Nativ
Volumen:	5 ml	**Transport:**	Frisch

Methode: Trennung der Proteine nach dem Molekulargewicht mit der Polyacrylamidgel-Elektrophorese (PAGE)

Besonderheiten: Bei glomerulärer Proteinurie werden Albumin und vor allem höhermolekulare Proteine (IgG, Transferrin) ausgeschieden; bei tubulärer Proteinurie werden vorwiegend niedermolekulare Proteine (Leichtketten, $ß_2$-Mikroglobulin) ausgeschieden

Indikation: **Nierenerkrankungen, Dysproteinämien**

Transferrin (Blut)

Aussage:	Erfassung von Störungen beim Transport von Eisen und Spurenelementen
normal:	275–430 mg/dl
erhöht:	Initiale Phase der Hepatitis, Schwangerschaft
vermindert:	Nephrotisches Syndrom, akute und chronische Infektionen (Anti-Akute-Phase-Protein), Leberzirrhose, Anämien, Hämosiderose, Tumoren
Präanalytik:	Keine Besonderheiten

Material:	Serum	**Medium:**	Nativ
Volumen:	1 ml	**Transport:**	Frisch
Methode:	Nephelometrie		

Besonderheiten:	Transferrin multipliziert mit dem Faktor 1,41 ergibt die Eisenbindungskapazität (EBK) (µg/dl); Serumeisen dividiert durch das Transferrin und multipliziert mit dem Faktor 70,9 ergibt die Transferrinsättigung (%) (normal: <15%)
Indikation:	Differentialdiagnose des **Eisenmangels**

Immunologie

DNS-Doppelstrang-Antikörper (Blut)

Aussage:	Auftreten von Autoantikörpern gegen Zellkernbestandteile (native Doppelstrang-DNS, dsDNS)
normal:	Unter 1:30
erhöht:	Pathognomonisch für Lupus erythematodes (LE), seltener auch bei anderen Kollagenosen
vermindert:	Nicht relevant
Präanalytik:	Keine Besonderheiten

Material:	Serum	**Medium:**	Nativ
Volumen:	1 ml	**Transport:**	Frisch

Methode:	a) Indirekte Immunfluoreszenz, b) Immunoassay (RIA, ELISA), c) Latex-Agglutination (LE-Schnelltest)
Besonderheiten:	Therapeutische Maßnahmen (Chemotherapie, Zytostatika, Corticoide) sowie Erkrankungen des Immunsystems können zu stark erniedrigten Titern oder falsch negativen Ergebnissen führen
Indikation:	**Lupus erythematodes**

DNS-Einzelstrang-Antikörper (Blut)

Aussage:	Auftreten von Autoantikörpern gegen Basengruppen auf der DNS (Einzelstrang-DNS, ssDNS)
normal:	Negativ
erhöht:	Medikamentös bedingter Lupus erythematodes (LE) (bei der aktiven Form des LE in 87% positiv; bei der inaktiven Form in 43% positiv), jugendliche rheumatoide Arthritis, Autoimmunhepatitis
vermindert:	Nicht relevant
Präanalytik:	Keine Besonderheiten

Material:	Serum	**Medium:**	Nativ
Volumen:	1 ml	**Transport:**	Frisch
Methode:	Radioimmunoassay (RIA)		

Besonderheiten:	Fehlender Nachweis schließt einen LE nicht aus, da ssDNS spontan zur Rückfaltung und zur Ausbildung von Doppelstrang-Abschnitten neigt, wodurch der Nachweis der Basenpaare nicht mehr möglich ist
Indikation:	Medikamentös bedingter **Lupus erythematodes**

Glatte-Muskulatur-Antikörper (AGM) (Blut)

Aussage:	Auftreten von Autoantikörpern gegen zytoplasmatische Antigene der glatten Muskulatur (Aktin, Aktomyosin, Tropomyosin u.a.)
normal:	<1:30
erhöht:	Chronisch aktive Hepatitis, insbesondere Autoimmunhepatitis, primär biliäre Leberzirrhose, akute Virushepatitis, Post-Myokardinfarkt (Dressler-Syndrom)
vermindert:	Nicht relevant
Präanalytik:	Keine Besonderheiten

Material:	Serum	**Medium:**	Nativ
Volumen:	1 ml	**Transport:**	Frisch
Methode:	Indirekte Immunfluoreszenz (Mikroskopie)		

Besonderheiten:	Synonym: Anti-„smooth muscles“ = ASM Therapeutische Maßnahmen (Chemotherapie, Zytostatika, Corticoide) sowie Erkrankungen des Immunsystems können zu stark erniedrigten Titern oder falsch negativen Ergebnissen führen!
Indikation:	Chronische **Lebererkrankungen, Herzmuskelschädigungen**

Immunkomplexe (Blut)

Aussage:	Vermehrtes Auftreten komplementaktivierender löslicher Aggregate aus Antigenen und den korrespondierenden Antikörpern (zirkulierende Antigen-Antikörper-Komplexe)
normal:	<12 µg/ml
erhöht:	Glomerulonephritis, rheumatoide Arthritis, Periarteriitis nodosa, Morbus Schoenlein-Henoch, Lupus erythematodes (LE), im Rahmen mancher Infektionen („Serumkrankheit")
vermindert:	
Präanalytik:	Keine Besonderheiten

Material:	Serum	**Medium:**	Nativ
Volumen:	1 ml	**Transport:**	Frisch
Methode:	Präzipitation (Polyäthylenglykol PEG)		

Besonderheiten:	Die Bildung von Immunkomplexen ist bis zu einem gewissen Ausmaß (ausreichender Abbau durch das phagozytierende System) als Teil einer physiologischen Immunreaktion anzusehen
Indikation:	**Vaskulitis, Lupus erythematodes, rheumatische Erkrankungen**

Insulin-Antikörper (Blut)

Aussage:	Auftreten von neutralisierenden Antikörpern gegen Fremdinsulin
normal:	Negativ
erhöht:	Insulintherapie des Diabetes mellitus, Insulintherapie mit erhöhtem Bedarf („Insulinresistenz")
vermindert:	Nicht relevant
Präanalytik:	Keine Besonderheiten

Material:	Serum	**Medium:**	Nativ
Volumen:	1 ml	**Transport:**	Frisch
Methode:	Immunoassay (RIA)		

Besonderheiten:	Ursachen für einen erhöhten Insulinbedarf können auch Insulin-antagonistische Endokrinopathien (Hyperthyreose), starke Adipositas, chronische Infekte oder Antikörper gegen Insulin-Rezeptoren sein
Indikation:	Eingeschränkte Insulinempfindlichkeit bei der Therapie des **Diabetes** mellitus

Kälteautoantikörper (Vollblut + Serum)

Aussage:	Auftreten von Agglutinationen oder Hämolyse bei Temperaturen unter 20°C durch Autoantikörper gegen Erythrozyten – Kältehämagglutinine (meist komplette IgM-Antikörper)
normal:	>1:16 (bei 0°C)
erhöht:	Meist ideopathisch, parainfektiös (z.B. Mykoplasmen, Rubeolen, CMV, EBV), paraneoplastisch (z.B. lymphoproliferative Erkrankungen, monoklonale Gammopathie)
vermindert:	Nicht relevant
Präanalytik:	Keine Besonderheiten

Material:	Vollblut (Coombs-T.) Serum (Agglutinine)	**Medium:**	EDTA
Volumen:	Jeweils 5 ml	**Transport:**	37°C, frisch, schwenken

Methode:	a) Direkter und indirekter Coombs-Test; b) Präzipitation
Besonderheiten:	Es ist wichtig, die Proben bei 37°C gerinnen zu lassen und ebenfalls bei 37°C in Serum und Erythrozyten zu trennen. Niedrigtitrige Kältehämagglutinine kommen bei fast allen Menschen vor; der Unterschied zur Kälteautoantikörper-Krankheit ist lediglich quantitativ
Indikation:	Intravasale **Hämolyse**, **Kälteagglutinin-Krankheit**

Kryoglobuline (Blut)

Aussage:	Auftreten von Hyperviskosität und Thrombozytenfunktionsstörungen bedingt durch autoantikörperartige Immunglobulin-Aggregate
normal:	Negativ
erhöht:	Plasmozytom, Morbus Waldenstroem, chronisch-lymphatische Leukämie, lymphoproliferative Erkrankungen, Morbus Raynaud, Autoimmunerkrankungen (vor allem Lupus erythematodes [LE], Sjögren-Syndrom)
vermindert:	Nicht relevant
Präanalytik:	Keine Besonderheiten

Material:	Serum	**Medium:**	Nativ
Volumen:	5 ml	**Transport:**	37°C, schwenken
Methode:	Präzipitation in der Kälte		

Besonderheiten:	Das Blut muß bis zur Bestimmung die Körpertemperatur beibehalten! Wird die Probe nach Absenken der Temperatur wieder erwärmt, müssen sich die Präzipitate wieder auflösen! Zur weiteren Differenzierung ist eine Abtrennung von Kryofibrinogen und anderen Kryoproteinen (z.B. Komplex aus CRP und Albumin) erforderlich
Indikation:	**Durchblutungsstörungen** bei **Kälteexposition**

Mitochondriale Antikörper (AMA) (Blut)

Aussage:	Auftreten von Autoantikörpern gegen mitochondriale Antigene
normal:	<1:30
erhöht:	Primär biliäre Leberzirrhose, chronisch-aktive Hepatitis, medikamentös bedingtes Pseudo--Lupus-erythematodes-Syndrom, rheumatoide Arthritis, Polymyalgia rheumatica
vermindert:	Nicht relevant
Präanalytik:	Keine Besonderheiten

Material:	Serum	**Medium:**	Nativ
Volumen:	1 ml	**Transport:**	Frisch
Methode:	Indirekte Immunfluoreszenz (Mikroskopie), verschiedene Typen (1-6)		

Besonderheiten:	Therapeutische Maßnahmen (Chemotherapie, Zytostatika, Corticoide) sowie Erkrankungen des Immunsystems können zu stark erniedrigten Titern oder falsch negativen Ergebnissen führen!
Indikation:	Chronische **Lebererkrankungen, rheumatische Erkrankungen**

Nukleäre Antikörper (ANA) (Blut)

Aussage:	Auftreten von Autoantikörpern gegen Zellkernbestandteile (DNS, RNS, Nukleoproteine), antinukleäre Faktoren (ANF)		
normal:	<1:30		
erhöht:	Kollagenosen und Vaskulitiden (z.B. Lupus erythematodes [LE], rheumatoide Arthritis, Panarteriitis nodosa, Dermatomyositis, Sklerodermie), leichte unspezifische Titererhöhungen im Alter		
vermindert:	Nicht relevant		
Präanalytik:	Keine Besonderheiten		
Material:	Serum	**Medium:**	Nativ
Volumen:	1 ml	**Transport:**	Frisch
Methode:	Indirekte Immunfluoreszenz (Mikroskopie)		
Besonderheiten:	Therapeutische Maßnahmen (Chemotherapie, Zytostatika, Corticoide) sowie Erkrankungen des Immunsystems können zu stark erniedrigten Titern oder falsch negativen Ergebnissen führen. Die Fluoreszenzmuster sind sehr unterschiedlich und schon daher oft richtungsweisend für die Diagnose		
Indikation:	**Lupus erythematodes**, **rheumatische Erkrankungen**, Verdacht auf **Autoimmunerkrankung**		

Nukleäre Antigene (Blut)

Aussage:	Auftreten einer Antigengruppe aus Non-Histonen (leicht zu eluierende azidophile Zellkernbestandteile), extrahierbare nukleäre Antigene (ENA)		
normal:	<1:30		
erhöht:	Mischkollagenosen (Sharp-Syndrom), systemischer Lupus erythematodes (LE), rheumatoide Arthritis, Dermatomyositis, Sklerodermie, Sjögren-Syndrom		
vermindert:	Nicht relevant		
Präanalytik:	Keine Besonderheiten		
Material:	Serum	**Medium:**	Nativ
Volumen:	1 ml	**Transport:**	Frisch
Methode:	a) Passive Hämagglutination, b) Immunoassay (ELISA, RIA), c) Western-Blot		
Besonderheiten:	Therapeutische Maßnahmen (Chemotherapie, Zytostatika, Corticoide) sowie Erkrankungen des Immunsystems können zu stark erniedrigten Titern oder falsch negativen Ergebnissen führen		
Indikation:	**Kollagenosen, Myositis**		

Parietalzell-Antikörper (PCA) (Blut)

Aussage:	Auftreten von Autoantikörpern gegen Mikrosomen und Membranen von Belegzellen des Magens (IgG-Klasse)
normal:	<1:30
erhöht:	Atrophische Gastritis, Perniziöse Anämie
vermindert:	Nicht relevant
Präanalytik:	Keine Besonderheiten

Material:	Serum	**Medium:**	Nativ
Volumen:	1 ml	**Transport:**	Frisch

Methode:	Indirekte Immunfluoreszenz (Mikroskopie)
Besonderheiten:	Therapeutische Maßnahmen (Chemotherapie, Zytostatika, Corticoide) sowie Erkrankungen des Immunsystems können zu stark erniedrigten Titern oder falsch negativen Ergebnissen führen!
Indikation:	Chronische **Gastritis**, Perniziöse **Anämie**

Rheumafaktoren (RF) (Blut)

Aussage: Auftreten von Autoantikörpern gegen γ-Globulin (vor allem des Typs IgM gegen den Fc-Teil von IgG)

normal: <60 IE/ml

erhöht: Rheumatoide Arthritis, Bindegewebserkrankungen, akute und chronische Infektionen, lymphoproliferative Erkrankungen, Autoimmunerkrankungen (z.B. Lupus erythematodes [LE], Sklerodermie)

vermindert: Nicht relevant

Präanalytik: Keine Besonderheiten

Material: Serum — **Medium:** Nativ

Volumen: 1 ml — **Transport:** Frisch

Methode: Agglutinationstests (Typ IgM): Nephelometrie, Latex-Test, Waaler-Rose-Test

Besonderheiten: IgA- und IgG-Rheumafaktoren können mit den genannten Methoden nicht nachgewiesen werden. Selektive Erfassung von Autoantikörpern der Typen IgA und IgG mit Immunoassays (RIA, ELISA). Waaler-Rose-Test ist unspezifisch und nur in ca. 50% von PCP positiv

Indikation: Chronische **Polyarthritis (PCP), rheumatoide Arthritis, Kollagenosen**

Thyreoglobulin-Antikörper (TGAK) (Blut)

Aussage:	Auftreten von Autoantikörpern gegen Thyreoglobulin
normal:	<1:30 (Immunfluoreszenz); <400 IE/ml (ELISA)
erhöht:	Autoimmunthyreoiditis (Hashimoto), immunogene Hyperthyreose (Morbus Basedow), Hypothyreose (primäres Myxödem)
vermindert:	Nicht relevant
Präanalytik:	Keine Besonderheiten
Material:	Serum
Medium:	Nativ
Volumen:	1 ml
Transport:	Frisch
Methode:	a) Indirekte Immunfluoreszenz (Mikroskopie); b) Immunoassay (ELISA)
Besonderheiten:	Therapeutische Maßnahmen (Chemotherapie, Zytostatika, Corticoide) sowie Erkrankungen des Immunsystems können zu stark erniedrigten Titern oder falsch negativen Ergebnissen führen!
Indikation:	**Hypothreose (Myxödem), Thyreoiditis**

Thyreoidea-Mikrosomen-Antikörper (TMAK)(Blut)

Aussage: Auftreten von Autoantikörpern gegen Schilddrüsen-Mikrosomen

normal: <1:30 (Immunfluoreszenz);
<400 IE/ml (ELISA)

erhöht: Autoimmunthyreoditis (Hashimoto), immunogene Hyperthyreose (Morbus Basedow), Hypothyreose (primäres Myxödem)

vermindert: Nicht relevant

Präanalytik: Keine Besonderheiten

Material: Serum **Medium:** Nativ

Volumen: 1 ml **Transport:** Frisch

Methode: a) Indirekte Immunfluoreszenz (Mikroskopie);
b) Immunoassay (ELISA)

Besonderheiten: Therapeutische Maßnahmen (Chemotherapie, Zytostatika, Corticoide) sowie Erkrankungen des Immunsystems können zu stark erniedrigten Titern oder falsch negativen Ergebnissen führen!

Indikation: **Hypothreose (Myxödem), Thyreoiditis**

Thyreoidea-Rezeptor-Antikörper (TRAK) (Blut)

Aussage:	Auftreten von Autoantikörpern gegen TSH-Reptoren auf Schilddrüsenepithelzellen
normal:	<1:30 (Immunfluoreszenz); <12 IE/ml (Radio-Rezeptorassay)
erhöht:	Autoimmunthyreoiditis (Hashimoto), immunogene Hyperthyreose (Morbus Basedow)
vermindert:	Nicht relevant
Präanalytik:	Keine Besonderheiten
Material:	Serum
Medium:	Nativ
Volumen:	1 ml
Transport:	Frisch
Methode:	a) Indirekte Immunfluoreszenz (Mikroskopie); b) Radio-Rezeptorassay
Besonderheiten:	Therapeutische Maßnahmen (Chemotherapie, Zytostatika, Corticoide) sowie Erkrankungen des Immunsystems können zu stark erniedrigten Titern oder falsch negativen Ergebnissen führen!
Indikation:	**Thyreoiditis**

Wärmeautoantikörper (Vollblut)

Aussage:	Auftreten einer Hämolyse in der Wärme bedingt durch Autoantikörper gegen Erythrozyten (meist inklompette IgG-Antikörper)
normal:	Negativ
erhöht:	Autoimmunhämolytische Anämien (ca. 85%), parainfektiös, paraneoplastisch, im Rahmen von Autoimmunerkrankungen (Lupus erythematodes [LE], perniziöse Anämie, Autoimmunthyreoiditis)
vermindert:	Nicht relevant
Präanalytik:	Keine Besonderheiten

Material:	EDTA-Blut + Nativblut	**Medium:**	EDTA + nativ
Volumen:	5 ml + 10 ml	**Transport:**	Frisch

Methode:	Direkter und indirekter Coombs-Test
Besonderheiten:	Ein negativer direkter Coombs-Test schließt das Vorliegen einer Wärmeautoantikörper-bedingten autoimmunhämolytischen Anämie nicht aus
Indikation:	Intravasale **Hämolyse**, Differentialdiagnose der **Anämie**

Zytoplasmatische Antikörper (ACPA) (Blut)

Aussage:	Auftreten von Autoantikörpern gegen lysosomale Antigene in neutrophilen Granulozyten
normal:	Negativ
erhöht:	Morbus Wegener (Granulomatose), granulomatöse Formen von Vaskulitiden
vermindert:	Nicht relevant
Präanalytik:	Keine Besonderheiten
Material:	Serum
Medium:	Nativ
Volumen:	1 ml
Transport:	Frisch
Methode:	Indirekte Immunfluoreszenz (Mikroskopie)
Besonderheiten:	Therapeutische Maßnahmen (Chemotherapie, Zytostatika, Corticoide) sowie Erkrankungen des Immunsystems können zu stark erniedrigten Titern oder falsch negativen Ergebnissen führen. Falsch positive Ergebnisse können bei Erkrankungen des rheumatischen Formenkreises auftreten
Indikation:	**Morbus Wegener (Granulomatose), Vaskulitis**

Serologie

Borrelien-Antikörper (Blut)

Aussage:	Auftreten von spezifischen Antikörpern nach bakterieller Infektion mit Borrelien (Borrelia burgdorferi – Inkubationszeit 2–3 Wochen)
normal:	Grenztiter IgG: <1:64; IgM: <1:16; <100 E/ml
erhöht:	Borreliosen (Symptome: Erythema migrans, Acrodermatitis atrophicans, Lymphadenose, Meningo-Polyneuritis, Polyarthritis)
vermindert:	Nicht relevant
Präanalytik:	Keine Besonderheiten

Material:	Serum	**Medium:**	Nativ
Volumen:	1 ml	**Transport:**	Frisch

Methode:	a) indirekte Immunfluoreszenz; b) Immunoassay (ELISA)
Besonderheiten:	Übertragung durch Zeckenbiß. Bevorzugt betroffen: Förster und Waldarbeiter. Titerabfall innerhalb mehrerer Monate. Kreuzreaktionen mit Treponema pallidum möglich (durch TPHA- bzw. FTA-Test ausschließen!)
Indikation:	Nach **Zeckenbiß**, **Meningitis**, **Polyneuritis**, **Lymphadenose**

Brucellen-Antikörper (Blut)

Aussage:	Auftreten von spezifischen Antikörpern nach bakterieller Infektion mit Brucellen (Inkubationszeit 2–3 Wochen)		
normal:	Grenztiter <1:80		
erhöht:	Brucellosen (Symptome: intermittierendes Fieber, allgemeines Krankheitsgefühl, Splenomegalie, Lymphadenose)		
vermindert:	Nicht relevant		
Präanalytik:	Keine Besonderheiten		
Material:	Serum	**Medium:**	Nativ
Volumen:	1 ml	**Transport:**	Frisch
Methode:	Röhrchenagglutination (Widal)		
Besonderheiten:	Bevorzugt betroffen: Tierhalter, Urlauber aus südlichen Ländern. Titer fallen über Jahre hin langsam ab. Gelegentlich falsch negative Ergebnisse durch inkomplette Antikörper. Falsch positive Ergebnisse durch Yersinien und Choleraimpfung		
Indikation:	**Intermittierendes Fieber** unklarer Genese, **Lymphadenose**		

Campylobacter-Antikörper (Blut)

Aussage:	Auftreten von spezifischen Antikörpern nach bakterieller Infektion mit Campylobacter (Inkubationszeit 2–5 Tage)
normal:	Grenztiter <1:10
erhöht:	Campylobacter-Infektionen (Symptome: fieberhafte Enterokolitis, grippeähnliche Symptome, massive Durchfälle, später reaktive Arthritis)
vermindert:	Nicht relevant
Präanalytik:	Keine Besonderheiten

Material:	Serum	**Medium:**	Nativ
Volumen:	1 ml	**Transport:**	Frisch
Methode:	Agglutination (Widal)		

Besonderheiten:	Bevorzugt betroffen: Tierhalter, vor allem Kinder. Anstieg des Titers 1–3 Wochen nach Auftreten der klinischen Symptomatik
Indikation:	**Gastroenteritis, Diarrhoe**

Candida-Antikörper (Blut)

Aussage: Auftreten von spezifischen Antikörpern nach mykotischer Infektion mit Candida albicans (Candidose, Candidiasis)

normal: Grenztiter: IgG <1:64: IgM <1:32

erhöht: Massive mukokutane Candida-Mykose (Schleimhautsoor), systemische Candida-Infektion (Endomykosen, häufig unter Immunsuppression)

vermindert: Nicht relevant

Präanalytik: Keine Besonderheiten

Material:	Serum	**Medium:**	Nativ
Volumen:	1 ml	**Transport:**	Frisch

Methode: a) Hämagglutination (IgM);
b) Immunfluoreszenz (IgG und IgM)

Besonderheiten: In 80–90% aller Candida-Mykosen handelt es sich um Candida albicans. Der Test reagiert nur positiv, wenn das Antigen in die Blutbahn eingedrungen ist und nicht durch Antikörper neutralisiert wurde. Eine Aussage über die Immunitätslage ist nicht möglich. Titererhöhungen sind oft nicht mit der Schwere des Krankheitsbildes gleichlaufend und können völlig fehlen

Indikation: **Mykosen, Soor**

Chlamydien-Antikörper (Blut)

Aussage:	Auftreten von spezifischen Antikörpern nach bakterieller Infektion mit Chlamydien (Inkubationszeit 5-14 Tage)
normal:	Grenztiter IgG <1:64
erhöht:	Chlamydien-Infektion (Symptome der Chlamydia trachomatis: Trachom; Chlamydia oculogenitalis: Konjunktivitis, Urogenitalinfekte, Lymphogranuloma venerum; Symptome der Chlamydia psittaci: Ornithose [Psittakose])
vermindert:	Nicht relevant
Präanalytik:	Keine Besonderheiten

Material:	Serum	**Medium:**	Nativ
Volumen:	1 ml	**Transport:**	Frisch

Methode:	a) Indirekte Immunfluoreszenz; b) Immunoassay (ELISA)
Besonderheiten:	Bevorzugt betroffen: Tierhalter, wechselnder Geschlechtsverkehr. Es gibt 2 Typen von Chlamydien, die jedoch beide durch den Antikörpertest erfaßt werden. Falsch positive Ergebnisse bei der Immunfluoreszenz können durch Staphylococcus aureus erhalten werden und bei dem ELISA durch B-Streptokokken, Escherichia coli, Neisserien und Gardnerellen
Indikation:	**Trachom, Konjunktivitis,** Infekte des **Urogenitaltrakts, Lymphadenose, Ornithose**

Cytomegalie-Virus-Antikörper (CMV) (Blut)

Aussage:	Auftreten spez. Antikörper nach viraler Infektion mit Cytomegalie-Virus (Inkubation 2–10 Wochen)
normal:	Grenztiter: IgG <1:32; IgM <1:32
erhöht:	Pneumonie, Meningoenzephalitis, Myo- und Perikarditis, hämolytische Anämie, Kolitis
vermindert:	Nicht relevant
Präanalytik:	Keine Besonderheiten

Material:	Serum	**Medium:**	Nativ
Volumen:	1 ml	**Transport:**	Frisch

Methode:	Immunoassay (ELISA) (getrennter Nachweis von IgG- und IgM-Antikörpern)
Besonderheiten:	Bei frischer oder reaktiver Infektion (prä- und perinatal, Tröpfcheninfektion, Sexualverkehr, Transfusionen, Transplantation) sind die IgM-Antikörper erhöht, jedoch häufig nur bei Erstinfektion nachweisbar, IgG-Antikörper sind erst 2–5 Monate nach Infektion nachweisbar.
Indikation:	Verdacht auf **CMV-Infektion (Enzephalitis, Meningitis, Myokarditis, Pneumonie)**

Epstein-Barr-Virus-Antikörper (EBV) (Blut)

Aussage:	Auftreten von spezifischen Antikörpern nach viraler Infektion mit Epstein-Barr-Virus (EBV) (Inkubation bis zu 3 Wochen)
normal:	Grenztiter: IgG <1:32; IgM <1:32
erhöht:	Häufig (90%) ohne klinische Symptomatik (stumme Infektion), Infektiöse Mononukleose (Morbus Pfeiffer, Monozytenangina) vorwiegend bei Jugendlichen, atypisches Fieber, Lymphknotenschwellungen, Angina, Hepato-Splenomegalie
vermindert:	Nicht relevant
Präanalytik:	Keine Besonderheiten

Material:	Serum	**Medium:**	Nativ
Volumen:	1 ml	**Transport:**	Frisch

Methode:	Latextest (Mononukleose-Schnelltest); Immunfluoreszenz (IgG- und IgM-Ak-Titer)
Besonderheiten:	IgM-Antikörper sind bei frischer und reaktiver Infektion (Respirationstrakt, Sexualverkehr, Transplantation, Transfusion) erhöht. Der Mononucleose-Schnelltest ist zumeist nur bei Erstinfektionen positiv. Zur Diagnosesicherung, zur Verlaufskontrolle und zum Nachweis einer reaktivierten Infektion ist die Bestimmung spezifischer Antikörper (IgM, IgG) mit der Immunfluoreszenz durchzuführen
Indikation:	Verdacht auf **Mononukleose** (Atypisches **Fieber**, **Angina**, **Lymphadenose**)

Gonokokken-Antigen (Ejakulat)

Aussage: Auftreten von Neisseria gonorrhoeae nach bakterieller Infektion (Inkubation 2–5 Tage)

normal: Negativ

erhöht: Gonorrhoe (Symptome: Adnexitis, Salpingitis, Proktitis, Urethritis, Prostatitis)

vermindert: Nicht relevant

Präanalytik: Durch Masturbation gewonnenes Probematerial in steriles Gefäß ejakulieren

Material:	Genitalsekret, Sperma	**Medium:**	Spez.Besteck
Volumen:	Abstrich	**Transport:**	Frisch

Methode: Immunoassay (EIA)

Besonderheiten: Kreuzreaktionen mit anderen Neisserien, Moraxella und Haemophilus in hoher Keimdichte ist möglich. Keine Kunstfasern zum Abstrich verwenden! Bei sehr niedrigen Erregerzahlen sind falsch-negative Resultate möglich. Der kulturelle Erregernachweis kann durch diesen Test nicht immer ersetzt werden

Indikation: Verdacht auf **Gonorrhoe** (**Urethritis**, **Prostatitis**, **Adnexitis**, **Salpingitis**, **Proktitis**)

Hepatitis-A-Antikörper (HAV) (Blut)

Aussage:	Auftreten von spezifischen Antikörpern (IgM und IgG) nach viraler Infektion mit Hepatitis-A-Viren (Inkubationszeit 2–4 Wochen)
normal:	Negativ
erhöht:	Nach Hepatitis-A-Virusinfektion, akute Form (Fieber, Gelenkbeschwerden, Abgeschlagenheit, Übelkeit, Appetitlosigkeit, Ikterus), progrediente Form (Leberversagen, Koma) chronische Form (Leberfibrose, Leberzirrhose)
vermindert:	Nicht relevant
Präanalytik:	Keine Besonderheiten

Material:	Serum	**Medium:**	Nativ
Volumen:	1 ml	**Transport:**	Frisch
Methode:	Immunoassay (RIA, EIA) (IgG- + IgM-Antikörper)		

Besonderheiten:	HAV-Antikörper sind spätestens 4 Wochen nach Infektion nachweisbar und bleiben lebenslang positiv (IgG). HAV-Antikörper sind Indikatoren bei der Frage nach der Immunität. Der Test kann jedoch keine Auskunft über den Zeitpunkt der Infektion geben; dazu ist alleine die Bestimmung von IgM-Antikörpern angezeigt
Indikation:	Verdacht auf **Hepatitis A**

Hepatitis-A-IgM-Antikörper (Blut)

Aussage:	Auftreten von spezifischen IgM-Antikörpern nach frischer Hepatitis-A-Virus-Infektion (Inkubationszeit 2–4 Wochen)
normal:	Negativ
erhöht:	Frische Hepatitis-A-Infektion (Fieber, Gelenkbeschwerden, Abgeschlagenheit, Übelkeit, Appetitlosigkeit, Ikterus)
vermindert:	Nicht relevant
Präanalytik:	Keine Besonderheiten

Material:	Serum	**Medium:**	Nativ
Volumen:	1 ml	**Transport:**	Frisch
Methode:	Immunoassay (RIA, EIA)		

Besonderheiten:	Erscheint mit Erkrankungsbeginn (2–4 Wochen nach Infektion) und verschwindet nach 2–6 Monaten wieder
Indikation:	Verdacht auf frische **Hepatitis A**

Hepatitis-B-Core-Antikörper (HBc) (Blut)

Aussage:	Auftreten von spezifischen Antikörpern (IgM + IgG) nach Hepatitis-B-Infektion (Inkubationszeit 8–20 Wochen)
normal:	Negativ
erhöht:	HBc-Antikörper sind bereits in der Initialphase der Hepatitis B mit Beginn der ersten klinischen Symptome (Gelenkbeschwerden, Abgeschlagenheit, Übelkeit, Appetitlosigkeit, Fieber, Ikterus) nachweisbar; sie bleiben jahrzehntelange persistent erhöht
vermindert:	Nicht relevant
Präanalytik:	Keine Besonderheiten

Material:	Serum	**Medium:**	Nativ
Volumen:	1 ml	**Transport:**	Frisch
Methode:	Immunoassay (RIA, EIA)		

Besonderheiten:	Der Test gilt dem Nachweis sowohl einer akuten, als auch einer abgelaufenen oder einer chronischen Hepatitis-B-Virus-Infektion. Wenn HBs-Antigen nicht mehr und HBs-Antikörper noch nicht nachweisbar sind, können HBc-Antikörper alleine eine frische Hepatitis B anzeigen („diagnostisches Fenster")
Indikation:	Frühdiagnostik und Verlaufskontrolle der **Hepatitis B**

Hepatitis-B-Core-IgM-Antikörper (Blut),

Aussage:	Auftreten von spezifischen IgM-Antikörpern nach Hepatitis-B-Infektion (Inkubationszeit 8–20 Wochen)
normal:	Negativ
erhöht:	Akute und post-akute Infektionsphase der Hepatitis B (Symptome: Fieber, Gelenkbeschwerden, Abgeschlagenheit, Übelkeit, Appetitlosigkeit, Ikterus), akuter Schub bei chronisch aggressiver Hepatitis B
vermindert:	Nicht relevant
Präanalytik:	Keine Besonderheiten

Material:	Serum	**Medium:**	Nativ
Volumen:	1 ml	**Transport:**	Frisch

Methode:	Immunoassay (RIA, (EIA) (IgM-Spezifität des Core-Antikörpers)
Besonderheiten:	Die Bestimmung dient der Diagnostik einer frischen Hepatitis-B-Infektion und der Verlaufskontrolle bei chronisch aggressivem Verlauf. HBc-IgM-Antikörper sind mit Beginn der klinischen Symptome nachweisbar und nehmen in der Post-Infektionsphase langsam wieder ab.
Indikation:	Verdacht auf frische oder chronisch-aggressive **Hepatitis B**

Hepatitis-B-Envelope-Antigen (HBe) (Blut)

Aussage:	Direkter Nachweis der Infektiosität bei Hepatitis-Infektion (Inkubationszeit 8–20 Wochen) und bei chronischen HBs-Antigen-Trägern
normal:	Negativ
erhöht:	Schon wenige Wochen vor Auftreten der klinischen Symptomatik einer Hepatitis-B-Infektion (Fieber, Gelenkbeschwerden, Abgeschlagenheit, Übelkeit, Appetitlosigkeit, Ikterus), bei einem Teil der chronischen HBs-Antigen-Träger persistierend (hohe Infektiosität)
vermindert:	Keine oder geringe Infektiosität
Präanalytik:	Keine Besonderheiten

Material:	Serum	**Medium:**	Nativ
Volumen:	1 ml	**Transport:**	Frisch
Methode:	Immunoassay (RIA, EIA)		

Besonderheiten:	Üblicherweise wenige Wochen nach Auftreten der klinischen Symptome nicht mehr nachweisbar. Bei chronischen HBs-Antigen-Trägern zeigt die Persistenz von HBe-Antigen eine hohe Infektiosität an
Indikation:	Verdacht auf frische **Hepatitis-B**-Infektion (bei noch nicht bestehender klinischer Symptomatik), Beurteilung der **Infektiosität**

Hepatitis-B-Envelope-Antikörper (Hbe) (Blut)

Aussage:	Auftreten von spezifischen Antikörpern (IgM + IgG) nach Hepatitis-B-Infektion (Inkubationszeit 8–20 Wochen)
normal:	Negativ
erhöht:	Postakute Infektionsphase der Hepatitis B (klinische Symptome: Fieber, Gelenkbeschwerden, Abgeschlagenheit, Übelkeit, Appetitlosigkeit, Ikterus), chronische HBs-Antigen-Träger mit niedriger Infektiosität
vermindert:	Nicht relevant
Präanalytik:	Keine Besonderheiten

Material:	Serum	**Medium:**	Nativ
Volumen:	1 ml	**Transport:**	Frisch
Methode:	Immunoassay (RIA, EIA)		

Besonderheiten:	HBe-Antikörper sind erst einige Wochen nach Krankheitsbeginn nachweisbar, wenn HBe-Antigen zumeist schon wieder abgefallen ist. Sie bleiben in der Regel über Monate oder sogar Jahre nach Infektion erhöht
Indikation:	Verdacht auf frische **Hepatitis-B**-Infektion, Beurteilung der **Infektiosität**

Hepatitis-B-Surface-Antikörper (HBs) (Blut)

Aussage:	Auftreten von spezifischen Antikörpern (IgM + IgG) nach Hepatitis-B-Infektion (Inkubationszeit 8–20 Wochen) oder nach Schutzimpfung
normal:	Negativ; nach Impfung positiv (Schutzbereich über 10 E/ml)
erhöht:	Post-Infektionsphase der Hepatitis B, Beurteilungskriterium für eine ausreichende Immunität gegenüber Hepatitis B
vermindert:	Negativ bei fehlendem Impferfolg
Präanalytik:	Keine Besonderheiten

Material:	Serum	**Medium:**	Nativ
Volumen:	1 ml	**Transport:**	Frisch
Methode:	Immunoassay (RIA, EIA)		

Besonderheiten:	Bei ausreichend hohen Konzentrationen besteht Immunität gegenüber Hepatitis B; Kontrolle des Impferfolges und einer notwendigen Wiederimpfung 4 Wochen nach Abschluß der Grundimmunisierung sinnvoll. Weitere Kontrollen sind abhängig von der Höhe des Impftiters
Indikation:	Beurteilung der **Immunität** gegenüber **Hepatitis B**, Erfolgskontrolle einer **Schutzimpfung**

Hepatitis B-Surface-Antigen (HBs) (Blut)

Aussage: Frühester Nachweis einer frischen Hepatitis-B-Infektion bereits vor Auftreten klinischer Symptome (Inkubationszeit 8–20 Wochen) und Beurteilung eines chronischen Verlaufs

normal: Negativ

erhöht: Frische Hepatitis-B-Infektion (klinische Symptome: Fieber, Gelenkbeschwerden, Abgeschlagenheit, Übelkeit, Appetitlosigkeit, Ikterus), chronische Verlaufsformen der Hepatitis B mit Infektiosität (chronisch persistierend, chronisch aktiv, chronisch aggressiv)

vermindert: Nicht relevant

Präanalytik: Keine Besonderheiten

Material: Serum

Medium: Nativ

Volumen: 1 ml

Transport: Frisch

Methode: Immunoassay (RIA, EIA)

Besonderheiten: Bei komplikationslosem Verlauf bereits wenige Wochen nach Auftreten klinischer Symptome nicht mehr nachweisbar, sofern kein Übergang in eine chronische Form stattfindet (ca. 10%). Beurteilung der Infektiosität chronischer HBs-Antigen-Träger durch Nachweis von HBe-Antigen bzw. durch HBe-Antikörper

Indikation: Früherkennung und Verlaufskontrolle einer **Hepatitis B**

Hepatitis-C-Antikörper (HCV) (Blut),

Aussage:	Auftreten spezifischer Antikörper nach akuter oder abgelaufener Hepatitis-C-Virusinfektion (Inkubationszeit 6–8 Wochen)
normal:	Negativ
erhöht:	Hepatitis C (Non-A/Non-B, NANBH, „Posttransfusionshepatitis"); klinische Symptomatik: Fieber, Gelenkbeschwerden, Abgeschlagenheit, Übelkeit, Appetitlosigkeit, Ikterus; sehr häufig Übergang in chronische Form
vermindert:	Nicht relevant
Präanalytik:	Keine Besonderheiten

Material:	Serum	**Medium:**	Nativ
Volumen:	1 ml	**Transport:**	Frisch
Methode:	Enzymimmunoassay (EIA)		

Besonderheiten:	Das HCV ist nur eine der möglichen Ursachen (ca.15%) der Posttransfusionshepatitis. Der Test wird in der Regel erst viele Wochen nach Auftreten der klinischen Symptomatik positiv
Indikation:	Retrospektive Diagnose und Verlaufskontrolle einer **Hepatitis-C**-Infektion, Prüfung der **Infektiosität**

Hepatitis-D-Antikörper (HDV) (Blut)

Aussage:	Auftreten spezifischer Antikörper (IgG + IgM) nach akuter oder abgelaufener Hepatitis-D-Virusinfektion (Inkubationszeit 8–20 Wochen)
normal:	Negativ
erhöht:	Hepatitis D immer als Simultaninfektion einer Hepatitis-B-Infektion (erste klinische Symptome: Fieber, Gelenkbeschwerden, Abgeschlagenheit, Übelkeit, Appetitlosigkeit, Ikterus) oder als Superinfektion bei HBs-Antigen-Trägern
vermindert:	Nicht relevant
Präanalytik:	Keine Besonderheiten

Material:	Serum	**Medium:**	Nativ
Volumen:	1 ml	**Transport:**	Frisch
Methode:	Enzymimmunoassay (EIA)		

Besonderheiten:	Eine HDV-Infektion wird infolge der immer gleichzeitig bestehenden Hepatitis B zumeist übersehen. Sie führt zu einem prognostisch erheblich schlechteren Verlauf der Hepatitis B. Der Test ist in der Regel erst 4–6 Wochen nach Auftreten der klinischen Symptome positiv und somit für eine Diagnostik nicht geeignet. Bei Superinfektionen chronischer Verläufe sind die Werte persistierend hoch
Indikation:	Retrospektive Diagnose und Verlaufskontrolle einer **Hepatitis-D**-Infektion

Herpes-simplex-Virus-Antikörper (HSV) (Blut)

Aussage:	Auftreten spezifischer Antikörper (IgM + IgG) gegen HSV nach viraler Herpes simplex Infektion
normal:	Grenztiter: IgG kleiner 1:32; IgM kleiner 1:32
erhöht:	Herpes simplex Infektion (Durchseuchungsgrad 70–90%), Typ I (oro-facial) und II (genital), HS-Enzephalitis, Exanthema subitum (3 Tage-Fieber)
vermindert:	Nicht relevant
Präanalytik:	Keine Besonderheiten

Material:	Serum	**Medium:**	Nativ
Volumen:	1 ml	**Transport:**	Frisch
Methode:	Immunoassay (ELISA) (getrennter Nachweis von IgG- und IgM-Antikörpern)		

Besonderheiten:	Erst nach 3–5 Wochen nach Infektion werden die maximalen Titeranstiege erreicht. Während IgG-Antikörper nach HSV-Infektion lebenslang erhöht sind, jedoch keine Immunität bewirken, sind die IgM-Antikörper nur nach frischer Infektion kurzfristig erhöht. Häufig sind sie nur bei Erstinfektion nachweisbar
Indikation:	Differentialdiagnose **perinataler Infektionen**, Verdacht auf Herpes simplex **Enzephalitis**

HIV-Antikörper-Suchtest (Blut)

Aussage:	Auftreten von spezifischen Antikörpern nach HIV-Infektion (humanes Immundefizienz-Virus)
normal:	Negativ
erhöht:	Infektion mit HIV-1 bzw. HIV-2, AIDS (Aquired Immune Deficiency Syndrome)
vermindert:	Nicht relevant
Präanalytik:	Keine Besonderheiten

Material:	Serum	**Medium:**	Nativ
Volumen:	2 ml	**Transport:**	Normal
Methode:	Immunoassay (EIA), Combitest gegen HIV-1 / HIV-2		

Besonderheiten:	Zumeist erst mehrere Wochen oder Monate nach der Infektion positiv. Im Endstadium der Erkrankung wegen verminderter Immunabwehr falsch negative Ergebnisse
Indikation:	Verdacht auf **HIV-Infektion** und **AIDS**

HIV-Antikörper (Blut)

Aussage:	Auftreten von spezifischen Antikörpern gegen HIV-1- und HIV-2-spezifische Proteine (jeweils p 24 [Kern] und gp 41 + gp 120 [Hülle]) nach HIV-Infektion		
normal:	Negativ		
erhöht:	Infektion mit HIV-1 bzw. HIV-2, AIDS (Aquired Immune Deficiency Syndrome)		
vermindert:	Nicht relevant		
Präanalytik:	Keine Besonderheiten		
Material:	Serum	**Medium:**	Nativ
Volumen:	2 ml	**Transport:**	Frisch
Methode:	Getrennte Ansätze für HIV-1 und HIV-2: a) Immuno-(Western-)blot; b) Immunfluoreszenz-Test (IFT)		
Besonderheiten:	Zumeist erst mehrere Wochen bis Monate nach der Infektion positiv. Im Endstadium der Erkrankung wegen verminderter Immunabwehr und somit auch stark eingeschränkter Antikörperbildung häufig falsch negative Ergebnisse		
Indikation:	Differenzierung zwischen **HIV-1-Infektion** und **HIV-2-Infektion**		

HIV-Antigen (Blut)

Aussage:	Direkter Nachweis des HIV-Antigens
normal:	Negativ
erhöht:	Infektion mit HIV (Humanes Immundefizienz Virus), AIDS (Aquired Immune Deficiency Syndrome)
vermindert:	Nicht relevant
Präanalytik:	Keine Besonderheiten

Material:	Serum	**Medium:**	Nativ
Volumen:	1 ml	**Transport:**	Frisch
Methode:	Immunoassay (EIA)		

Besonderheiten:	Serologischer Marker für die Progredienz einer HIV-Infektion und die antivirale Therapiekontrolle. Der Test ist in der derzeitigen Form für ein Routine-Screening nicht geeignet, da die Nachweisgrenze zu hoch ist.
Indikation:	Verlaufskontrolle einer **HIV-Infektion**

Legionellen-Antikörper (Blut)

Aussage:	Auftreten von spezifischen Antikörpern nach bakterieller Infektion mit Legionellen (Inkubationszeit 2–10 Tage)
normal:	Grenztiter <1:32
erhöht:	Legionellosen (Pontiac-Fieber nach 1–2 Tagen, grippeähnliche fieberhafte Erkrankung der oberen Luftwege; Legionärskrankeit mit schwerer Pneumonie, massive ZNS-Störungen, Koma, Niereninsuffizienz
vermindert:	Nicht relevant
Präanalytik:	Keine Besonderheiten

Material:	Serum	**Medium:**	Nativ
Volumen:	1 ml	**Transport:**	Frisch
Methode:	a) Indirekte Immunfluoreszenz; b) Immunoassay (ELISA)		

Besonderheiten:	Bevorzugt: Benutzer von Wassersystemen (Leitungen, Speicher, Klimaanlagen). Antikörper 2–3 Wochen nach Infektion nachweisbar. Verschiedene Serotypen, die bei der Spätreaktion häufig miteinander kreuzreagieren. Bei älteren Patienten häufig Ursache unklarer Pneumonien
Indikation:	Verdacht auf **Legionärskrankheit** und **Pontiac-Fieber**

Leptospiren-Antikörper (Blut)

Aussage:	Auftreten von bis zu 8 verschiedenen Typen von Antikörpern nach bakterieller Infektion mit Leptospiren (Inkubationszeit 1–2 Wochen)
normal:	Grenztiter kleiner 1:100
erhöht:	Leptospirosen (Symptome: 2phasiger Verlauf: zunächst (3.–6. Tag) hohes Fieber und Muskelschmerzen, dann nach 2tägigem Wohlbefinden erneut Fieber, Nephritis, Hepatitis, Lymphadenitis, Meningitis)
vermindert:	Nicht relevant
Präanalytik:	Keine Besonderheiten

Material:	Serum	**Medium:**	Nativ
Volumen:	1 ml	**Transport:**	Frisch
Methode:	Mikroagglutination (Agglutinations-Lysis-Test)		

Besonderheiten:	Bevorzugt betroffen: Tierhalter, Kanalarbeiter. Infektionsquelle: Ausscheidungen der Tiere. Titeranstieg 2 Wochen nach Infektion, Maximum zwischen 3. und 5. Woche; der Titer kann jahrelang bestehen bleiben. Es gibt 8 verschiedene Typen von Leptospiren, die jedoch alle mit dem gleichen Antikörpertest erfaßt werden
Indikation:	Verdacht auf **Leptospirämie** bzw. **Leptospirose**

Listerien-Antikörper (Blut)

Aussage:	Auftreten von spezifischen Antikörpern nach bakterieller Infektion mit Listerien (Listeria monozytogenes) (Inkubationszeit 1–10 Wochen)		
normal:	Grenztiter <1:160		
erhöht:	Listeriosen (Symptome Meningoenzephalitis, Sepsis, Granulome, Konjunktivitis)		
vermindert:	Nicht relevant		
Präanalytik:	Keine Besonderheiten		
Material:	Serum	**Medium:**	Nativ
Volumen:	1 ml	**Transport:**	Frisch
Methode:	Röhrchenagglutination (Widal)		
Besonderheiten:	Bevorzugt betroffen sind Patienten mit Störungen der Immunabwehr oder unter immunsuppressiver und Zytostatika-Therapie. Titer verhalten sich im Verlauf unterschiedlich. Kreuzreaktionen mit grampositiven Kokken sind möglich		
Indikation:	Verdacht auf **Listeriose**, Differentialdiagnose der **Meningoenzephalitis**		

Salmonellen-Antikörper (Blut)

Aussage:	Auftreten von Antikörpern gegen 10 verschiedene Spezies nach bakterieller Infektion mit Salmonellen (Inkubationszeit des Typhus 1–4 Wochen)
normal:	Grenztiter: O-Agglutination <1:100, H-Agglutination <1:100, Vi-Agglutination <1:10
erhöht:	Salmonellosen verschiedener Spezies: Enteritis, Typhus, Paratyphus
vermindert:	Nicht relevant
Präanalytik:	Keine Besonderheiten

Material:	Serum	**Medium:**	Nativ
Volumen:	1 ml	**Transport:**	Frisch

Methode:	Röhrchenagglutination (Widal); Bestimmung der O-, H- und Vi-Agglutinine in gesonderten Ansätzen
Besonderheiten:	Der Test erfaßt alle 10 verschiedenen Spezies von Salmonellen durch Nachweis von O-Antikörpern gegen thermostabile Körperantigene und H-Antikörper gegen thermolabile Geißelantigene. Bevorzugt betroffen sind Personen, die Kontakt mit Kranken und Dauerausscheidern haben; weitere Infektionsquellen: Trinkwasserverunreinigung und Lebensmittelkontamination
Indikation:	Verdacht auf **Typhus** oder **Parathyphus**, Differentialdiagnose der **Gastroenteritis**

Shigellen-Antikörper (Blut)

Aussage:	Auftreten von 4 verschiedenen Antikörpern nach bakterieller Infektion mit Shigellen (Inkubationszeit 1–5 Tage)		
normal:	Nicht nachweisbar		
erhöht:	Shigellosen (Ruhr) (Symptome: Fieber, Abgeschlagenheit, Gliederschmerzen, Bauchkrämpfe, massive dünnflüssige Durchfälle)		
vermindert:	Nicht relevant		
Präanalytik:	Keine Besonderheiten		
Material:	Serum	**Medium:**	Nativ
Volumen:	1 ml	**Transport:**	Frisch
Methode:	Immunoassay (IgG-, IgA und IgM-Antikörper gegen Shigella sonnei)		
Besonderheiten:	Bevorzugt betroffen sind Kinder und Jugendliche in der Sommerzeit. Es gibt 4 verschiedene Spezies der Shigellen, die jedoch alle durch den gleichen Antikörpertest erfaßt werden. Der Agglutinationstest (Widal) ist zur Diagnostik der Ruhr nicht geeignet.		
Indikation:	Verdacht auf **Ruhr**, Differentialdiagnose der **Diarrhoe**		

Staphylokokken-Antikörper (ASL) (Blut)

Aussage:	Auftreten von Antikörpern gegen das α-Hämolysins nach bakterieller Infektion mit Staphylokokken		
normal:	<2 E/ml		
erhöht:	Staphylokokken-Infektion (z.B. Erkrankungen des rheumatischen Formenkreises, Herdinfektionen mit schwierigem Erregernachweis)		
vermindert:	Nicht relevant		
Präanalytik:	Keine Besonderheiten		
Material:	Serum	**Medium:**	Nativ
Volumen:	1 ml	**Transport:**	Frisch
Methode:	Hämolysehemmung, Latex-Agglutination (Objektträger)		
Besonderheiten:	Sichere diagnostische Aussagen sind nur durch Verlaufsbeobachtungen möglich. ASL-Konzentrationen bei Säuglingen bis zur 5. Lebenswoche sind höher als bei Erwachsenen.		
Indikation:	Differentialdiagnose **rheumatischer Erkrankungen**		

Streptokokken-Antikörper (AST) (Blut))

Aussage:	Auftreten von Hämolysin-neutralisierenden Antikörpern nach bakterieller Infektion mit Streptokokken
normal:	<250 U/l
erhöht:	Streptokokken-Infektionen v.a. der Serogruppe A (seltener auch C oder G), rheumatisches Fieber, sonstige Erkrankungen des rheumatischen Formenkreises (Post-Streptokokken-erkrankungen)
vermindert:	Nicht relevant
Präanalytik:	Keine Besonderheiten

Material:	Serum	**Medium:**	Nativ
Volumen:	1 ml	**Transport:**	Frisch
Methode:	Hämolysehemmung, Latex-Agglutination (Objektträger)		

Besonderheiten:	AST steigt 1–4 Wochen nach Infektion an und ist nach 6 Monaten nicht mehr nachweisbar. Zur Erkennung einer isolierten A-Streptokokken-Infektion muß Anti-DNase-B oder Anti-Hyaluronidase untersucht werden
Indikation:	Verdacht auf Krankheiten als Folge einer Streptokokken-Infektion (**rheumatische Erkrankungen**)

Toxoplasmose-Antikörper (Blut)

Aussage:	Auftreten von Antikörpern nach Prasiten-Infektion mit Toxoplasma gondii
normal:	Grenztiter <1:16
erhöht:	Toxoplasmose (angeboren oder erworben), Symptome: Enzephalitis, Chorioretinitis, Pneumonie, Myokarditis, Hepatospenomegalie, hohe Gefahr der konnatalen Infektion in der 2. Schwangerschaftshälfte
vermindert:	Nicht relevant
Präanalytik:	Keine Besonderheiten

Material:	Serum	**Medium:**	Nativ
Volumen:	1 ml	**Transport:**	Frisch
Methode:	a) Immunfluoreszenztechnik (IFT); b) Immunoassay (EIA) (IgM und IgG)		

Besonderheiten:	Früher wurde der Sabin-Feldman-Test zum Nachweis von Antikörpern angewandt, dessen Ergebnisse mit dem IFT weitgehend identisch sind. Bei Erstinfektion der Mutter können die Erreger intrauterin auf den Feten übergehen. Ein Therapieerfolg kann wegen sehr langsamer Antikörperabnahme nicht am Titer erkannt werden
Indikation:	Verdacht auf **Toxoplasmose**

Treponema-pallidum-Antikörper (TPHA) (Blut)

Aussage:	Auftreten von IgG- und IgM-Antikörpern nach bakterieller Infektion mit Treponema pallidum (Inkubationszeit bis zum klinischen Primärstadium 2–4 Wochen)
normal:	Negativ
erhöht:	Lues- (= Syphilis-)Infektion (konnatale und erworbene Formen); Stadium I: Primäraffekt am Infektionsort, Lymphadenitis; Stadium II: hyperergische Haut- und Schleimhautreaktionen; Stadium III: Granulationsgeschwulste, ulzeröse Syphilide; Stadium IV: Tabes dorsalis, progressive Paralyse
vermindert:	Nicht relevant
Präanalytik:	Keine Besonderheiten

Material:	Serum	**Medium:**	Nativ
Volumen:	2 ml	**Transport:**	Frisch

Methode:	Indirekter Hämagglutinationstest (Agglutination von Geflügelerythrozyten)
Besonderheiten:	IgG- und IgM-Antikörper werden gemeinsam erfaßt. Bei positivem Test muß eine Bestätigung durch den Absorptionstest (FTA) durchgeführt werden
Indikation:	Verdacht auf **Lues = Syphilis**

Treponema-pallidum-Antikörper (FTA)(Blut)

Aussage:	Auftreten von Antikörpern nach bakterieller Infektion mit Treponema pallidum (Inkubationszeit 2–4 Wochen)		
normal:	Negativ		
erhöht:	Frühe Phase der Lues-Infektion (2–4 Wochen nach Infektion), Stadium I: Primäraffekt am Infektionsort, Lymphadenitis; Stadium II: hyperergische Haut- und Schleimhautreaktionen		
vermindert:	Nicht relevant		
Präanalytik:	Keine Besonderheiten		
Material:	Serum	**Medium:**	Nativ
Volumen:	2 ml	**Transport:**	Frisch
Methode:	Immunfluoreszenz (Fluoreszenz-Treponema-Antikörper-Nachweis mit Treponema pallidum-Antigen)		
Besonderheiten:	Der FTA-Test ist erst nach positivem TPHA-Suchtest durchzuführen. Er gilt der Bestätigung eines reaktiven TPHA-Tests. Bei positivem Ausfall ist eine Differenzierung der IgG- und IgM-Antikörper sinnvoll		
Indikation:	Verdacht und Früherkennung der **Lues = Syphilis**		

Treponema-antilipoidale-Antikörper (VDRL) (Blut)

Aussage:	Auftreten unspezifischer antipipoidaler Antikörper nach Infektion mit Treponema pallidum (VDRL = Veneral Disease Research Laboratory Test)
normal:	Negativ
erhöht:	Lues-Infektion (4–5 Wochen nach Infektion), Stadium I: Primäraffekt am Infektionsort, Lymphadenitis; Stadium II: hyperergische Haut- und Schleimhautreaktionen, infektiöse Organerkrankungen
vermindert:	Nicht relevant
Präanalytik:	Keine Besonderheiten

Material:	Serum	**Medium:**	Nativ
Volumen:	2 ml	**Transport:**	Frisch
Methode:	Immunologischer Nachweis antilipoidaler Antikörper		

Besonderheiten:	Der Test zeigt die Aktivität des Infektionsprozesses an und dient daher besonders der Kontrolle des Behandlungserfolges. Er ist bei Verdacht auf Lues erst nach positivem TPHA-Suchtest und Bestätigung durch den FTA-IgG-Test durchzuführen. Der Test kann bei entzündlich bedingtem Zellzerfall (z.B. Lymphozytenzerfall, Mononukleose), Tbc, Kollagenosen u.a. falsch positiv ausfallen
Indikation:	Verlaufkontrolle der **Lues = Syphilis**

Yersinien-Antikörper (Blut)

Aussage:	Auftreten von spezifischen Antikörpern nach bakterieller Infektion mit Yersinien (Inkubationszeit 3–10 Tage)
normal:	Grenztiter <1:80
erhöht:	Yersiniosen (Symptome: akute infektiöse Enteritis mit Bauchschmerzen und starken Durchfällen, seronegative Spondylarthritis, Erythema nodosum, „Pseudoappendizitis")
vermindert:	Nicht relevant
Präanalytik:	Keine Besonderheiten

Material:	Serum	**Medium:**	Nativ
Volumen:	1 ml	**Transport:**	Frisch
Methode:	Röhrchenagglutination (Widal) (OH-Agglutination)		

Besonderheiten:	Bevorzugt betroffen sind jugendliche Tierhalter. Normalerweise fallen die Titer innerhalb von 3–12 Wochen ab. Es bestehenKreuzreaktionen mit Brucellen und einigen Salmonellen. Es gibt verschiedene Spezies von Yersinien, die jedoch alle mit dem gleichen Antikörpertest erfaßt werden
Indikation:	Verdacht auf **Yersinose**, Differentialdiagnose der **Gastroenteritis**

Lipide

Apolipoprotein A_1 (Apo-A_1) (Blut)

Aussage:	Erfassung von Veränderungen der Eiweißkomponente des HDL-Lipoproteins als antiatherogenem Faktor
normal:	115–170 mg/dl
erhöht:	Nicht relevant
vermindert:	Erhöhtes atherogenes Risiko, Herzinfarkt, periphere Verschlußkrankheit
Präanalytik:	12stündige Nahrungs- und Alkoholkarenz

Material:	Serum	**Medium:**	Nativ
Volumen:	1 ml	**Transport:**	Frisch
Methode:	Immunologisch (Nephelometrie)		

Besonderheiten:	Bisher ist keine Standardisierung möglich. Probe möglichst frisch verarbeiten. Nicht einfrieren oder lyophylisieren. Denaturierung durch Schütteln vermeiden!
Indikation:	Beurteilung des **Fettstoffwechsels**, **Früherkennung** eines Risikos zur **Atherosklerose** (z.B. Gefäßverschluß, Herzinfarkt)

Apolipoprotein B (Apo-B) (Blut)

Aussage:	Erfassung von Veränderungen der Eiweißkomponente des VLDL-Lipoproteins als atherogenem Faktor bei Hyperlipoproteinämie
normal:	80–110 mg/dl
erhöht:	Erhöhtes atherogenes Risiko, Herzinfarkt, periphere Verschlußkrankheit
vermindert:	Retinitis pigmentosa, nicht relevant für die atherogene Risikoeinschätzung
Präanalytik:	12stündige Nahrungs- und Alkoholkarenz

Material:	Serum	**Medium:**	Nativ
Volumen:	1 ml	**Transport:**	Frisch

Methode:	Immunologisch (Nephelometrie)
Besonderheiten:	Bisher ist keine Standardisierung möglich. Probe möglichst frisch verarbeiten. Nicht einfrieren oder lyophylisieren. Denaturierung durch Schütteln vermeiden! Von anderen Apolipoproteinen (z.B. C und E) sind zahlreiche Polymorphismen bekannt, deren klinische Relevanz noch nicht zu beurteilen ist
Indikation:	Beurteilung des **Fettstoffwechsels**, **Früherkennung** eines Risikos zur **Atherosklerose** (z.B. Gefäßverschluß, Herzinfarkt)

Cholesterin (gesamt) (Blut)

Aussage:	Indikator von Veränderungen an Zellmembranen und Lipoproteinen (unverestertes = freies Cholesterin [25–40%] und veresterte = ungesättigte Fettsäuren [60–75%])
normal:	120–200 mg/dl = 3,1–5,2 mmol/l (altersabhängig)
erhöht:	Primäre und sekundäre Fettstoffwechselstörungen, familiäre Hyperlipoproteinämie
vermindert:	Hyperthyreose, progrediente Lebererkrankungen, frischer Mykardinfarkt, fieberhafte Infekte, schwere Traumen
Präanalytik:	12stündige Nahrungs- und Alkoholkarenz; sachgemäße venöse Stauung (unter 2 Minuten) beachten!

Material:	Serum (Plasma)	**Medium:**	Nativ
Volumen:	1 ml	**Transport:**	Frisch
Methode:	Enzymatisch (Esterasen, Oxidasen), Photometrie		

Besonderheiten:	Clofibrat- und Nicotinsäure-Derivate sowie fieberhafte Erkrankungen bewirken ein Absenken des Cholesterins; Gefahr der Entmischung bei lipämischen Seren!
Indikation:	Beurteilung des **Fettstoffwechsels,** Früherkennung und Prävention einer **Atherosklerose**, Verlaufs- und Therapiekontrolle der **Hypercholesterinämie**

HDL-Cholesterin (Blut)

Aussage:	Quantitative Erfassung verminderter anti-atherogener Eigenschaften der HDL-Fraktion des Gesamtcholesterins bei Hypercholesterinämie
normal:	Männer: über 55 mg/dl = über 1,5 mmol/l; Frauen: über 65 mg/dl = über 1,7 mmol/l
erhöht:	Nicht relevant
vermindert:	Frühphase der Arteriosklerose, hohes atherogenes Risiko (vor allem in Kombination mit erhöhtem LDL- Cholesterin), Leberparenchymschäden, akute Hepatitis, Urämie, Hämodialyse
Präanalytik:	12stündige Nahrungs- und Alkoholkarenz; sachgemäße venöse Stauung (unter 2 Minuten) beachten!

Material:	Serum (Plasma)	**Medium:**	Nativ
Volumen:	1 ml	**Transport:**	Frisch

Methode:	a) Enzymatisch nach Fällung mit Polyäthylenglykol, b) Lipoproteinelektrophorese
Besonderheiten:	Es besteht eine Alters- und Geschlechtsabhängigkeit. Verminderungen durch Rauchen, Steroidhormone, Gestagene und β-Blocker. Erhöhungen durch Östrogene, Bewegung (vor allem Ausdauersport) und Alkoholkonsum
Indikation:	Beurteilung des **Fettstoffwechsels,** Risikoeinschätzung für die Entwicklung einer **Atherosklerose**

LDL-Cholesterin (Blut)

Aussage: Quantitative Erfassung zunehmend atherogener Eigenschaften der LDL-Fraktion des Gesamtcholesterins bei Hypercholesterinämie

normal: <150 mg/dl = < 3,9 mmol/l

erhöht: Frühphase der Arteriosklerose (hohes atherogenes Risiko), Cholestase, Urämie, Corticoidtherapie, Gestagene

vermindert: Nicht relevant

Präanalytik: 12stündige Nahrungs- und Alkoholkarenz; sachgemäße venöse Stauung (unter 2 Minuten) beachten!

Material: Serum (Plasma)

Medium: Nativ

Volumen: 1 ml

Transport: Frisch

Methode: Rechnerisch nach Fällung (Friedewald-Formel):
LDL-Chol. (mg/dl) = Chol.–Triglyc./5–HDL-Chol.
LDL-Chol. (mmol/l) = Chol–Triglyc./2,2 - HDL-Chol.

Besonderheiten: Das Material darf nicht eingefroren werden, da hierdurch fälschlich zu niedrige Werte erzielt werden. Da LDL- und Gesamt-Cholesterin streng korrelieren, ist die Bestimmung im Gegensatz zu HDL-Cholesterin von untergeordnetem Wert

Indikation: Beurteilung des **Fettstoffwechsels**, Risikoeinschätzung für die Entwicklung einer **Atherosklerose**, Therapiekontrolle

Lipoproteine (Blut)

Aussage:	Erfassung von Störungen der Eiweißfraktionen, die für den Transport von Triglyceriden (VDL) und Cholesterin (LDL und HDL) verantwortlich sind
normal:	β-Fraktion <60%; Prä-β-Fraktion <15%; α-Fraktion >30 %; Risiko-Index (HDL/LDL) Grenzwert 1,6
pathologisch:	Primäre und sekundäre Dyslipoproteinämien, hohes Atherosklerose-Risiko bei Erhöhung der β- und/oder Prä-β- Fraktion (VDL bzw. VLDL) insbesondere in Verbindung mit einer verminderten α-Fraktion (HDL)
Präanalytik:	12stündige Nahrungs- und Alkoholkarenz

Material:	Serum	**Medium:**	Nativ
Volumen:	1 ml	**Transport:**	Frisch

Methode:	Agargel-Elektrophorese, Polyanionen-Präzipitation, Densitometrie
Besonderheiten:	β= LDL (low density); Prä-β = VLDL (very low density); α = HDL (high density). Interpretation und Einteilung der Typen I–V nach Fredrickson nur bei Kenntnis von Cholesterin und Triglyceriden möglich. Serum darf nicht eingefroren werden. Plasma eignet sich wegen des störenden Fibrinogens nicht
Indikation:	Orientierende Untersuchung zum **Fettstoffwechsel**, Risikoeinschätzung für die Entwicklung einer **Atherosklerose**

Lipoprotein (a) (Blut)

Aussage:	Erfassung eines LDL-verwandten und dem Plasminogen strukturell sehr ähnlichen Lipoproteins
normal:	<300 mg/dl
erhöht:	Vorphase und Frühstadien der koronaren Herzkrankheit (KHK) und der zerebralen Atherosklerose
vermindert:	Nicht relevant
Präanalytik:	12-stündige Nahrungs- und Alkoholkarenz

Material:	Serum	**Medium:**	Nativ
Volumen:	1 ml	**Transport:**	Frisch
Methode:	Immunoassay (RIA, EIA)		

Besonderheiten:	Lp (a) ist ein von den übrigen Kenngrößen des Fettstoffwechsels unabhängiger Parameter und stellt bei erhöhtem Cholesterin einen aussagekräftigen Riskofaktor für die Atherosklerose dar
Indikation:	Risikoeinschätzung für die Entwicklung einer **Atherosklerose**

Lipoprotein-X (Lp-X) (Blut)

Aussage:	Erfassung eines Komplexes aus Apoproteinen, Phospholipiden, freiem Cholesterin und Gallenlipiden
normal:	Negativ
erhöht:	Intra- und extrahepatische Cholestase (keine Differenzierung!), Mangel an Lecithin-Cholesterin-Acyl-Transferase (LCAT) (sehr selten)
vermindert:	Kommt nicht vor
Präanalytik:	12stündige Nahrungs- und Alkoholkarenz

Material:	Serum	**Medium:**	Nativ
Volumen:	1 ml	**Transport:**	Frisch

Methode:	a) Cholesterinbestimmung nach Ausfällung (Heparin und Zinkacetat), b) Lipoproteinelektrophorese
Besonderheiten:	Bei der Hälfte aller Neugeborener kann Lp-X nachgewiesen werden, weswegen der Rückschluß auf eine Cholestase erst nach dem ersten Lebensjahr möglich ist. Eine Differenzierung intra- und extrahepatischer Cholestase ist mit Hilfe von Lp-X nicht möglich
Indikation:	**Cholestase**

Triglyceride (Blut)

Aussage:	Erfassung eines Gemisches verschiedener Ester aus Glycerin und jeweils 3 Fettsäuren (Monocarbonsäuren)
normal:	70–200 mg/dl = 0,8–2,3 mmol/l
erhöht:	Familiäre Hypertriglyzeridämie, Diabetes mellitus, sekundäre Hypertriglyzeridämie (Hepatopathien, Hypothyreose, Adipositas, Nephropathien), Hyperchylomikronämie
vermindert:	Nicht relevant
Präanalytik:	12stündige Nahrungs- und Alkoholkarenz; sachgemäße venöse Stauung (unter 2 Minuten) beachten!

Material:	Serum (Plasma)	**Medium:**	Nativ
Volumen:	1 ml	**Transport:**	Frisch

Methode:	Photometrie (enzymatische Bestimmung des freien Glycerins nach hydrolytischer Spaltung)
Besonderheiten:	Freies Glycerin kommt im Serum normalerweise in Konzentrationen um 10 mg/dl = 0,11 mmol/l vor. Dieser Wert müßte korrekterweise abgezogen werden, um nur den Glyceringehalt aus den Triglyceriden zu erhalten. Alkoholkonsum bewirkt durch Hemmung der Lipoproteinclearance erhöhte Werte
Indikation:	Beurteilung des **Fettstoffwechsels,** Risikoeinschätzung für die Entwicklung einer **Atherosklerose**, Therapiekontrolle

Hormone

Viele Hormonuntersuchungen werden im 24-Stunden-Urin durchgeführt. Dies hat seinen Grund zum einen in den sehr geringen Konzentrationen und der damit verbundenen schlechten Nachweisbarkeit im Blut und zum anderen in der raschen Elimination durch die Niere. Es ist daher zur Beurteilung von Hormonkonzentrationen wichtig, den Urin richtig zu sammeln. Die Sammelperiode erstreckt sich in der Regel über einen Tag und eine Nacht. Sie beginnt morgens früh (ca. 8 Uhr) nach vollständigem Entleeren der Blase. Dieser Urin wird nicht in die Sammlung einbezogen. Gesammelt wird jeder Urin, der innerhalb der folgenden 24 Stunden ausgeschieden wird. Am folgenden Morgen wird zur gleichen Zeit die Blase abschließend geleert und dieser Urin ebenfalls in die Sammlung einbezogen.

Adrenalin (Blut)

Aussage:	Neben Noradrenalin und Dopamin Bestandteil der Katecholamine; Anstieg bei Tumoren des Nebennierenmarks und bei Stimulation des sympathoadrenalen Systems
normal:	<150 ng/l = <0,8 nmol/l
erhöht:	Phäochromozytom, Neuroblastom, Ganglioneurom, Streß (Reizung des Sympathikus), arterielle Hypertonie, Hypoglykämie
vermindert:	Nicht relevant
Präanalytik:	Patientenvorbereitung (Ruhe, vermeiden von Kaffee, Nüssen, Käse, Bananen, Zitrusfrüchten, Vanille); wegen des Tagesrhythmus muß die Blutentnahme stets morgens zwischen 8 u. 9 Uhr erfolgen

Material:	Plasma	**Medium:**	Heparin
Volumen:	2 ml	**Transport:**	Tiefkühlung
Methode:	Chromatographie (HPLC)		

Besonderheiten:	Phäochromozytom-Lokalisation durch Vena-cava-Katheter. Bestimmungen erst nach 5tägigem Absetzen aller beeinflussenden Medikamente (Phenothiazine, Theophyllin, Monoaminoxidase-Hemmer) sinnvoll
Indikation:	Lokalisation eines **Phäochromozytoms** oder **Neuroblastoms**

Adrenalin (Urin)

Aussage:	Neben Noradrenalin und Dopamin Bestandteil der Katecholamine; Anstieg bei Tumoren des Nebennierenmarks und bei Stimulation des sympathoadrenalen Systems
normal:	<15 µg pro Tag = <82 µmol pro Tag
erhöht:	Phäochromozytom, Neuroblastom, Ganglioneurom, Streß (Reizung des Sympathikus), arterielle Hypertonie, Hypoglykämie
vermindert:	Nicht relevant
Präanalytik:	Sorgfältige Patientenvorbereitung (Ruhe, vermeiden von Kaffee, Nüssen, Käse, Bananen, Zitrusfrüchten, Vanille). Urinmengen nach Blasenentleerung ab 8 Uhr morgens 24 Std. sammeln

Material:	Probe des 24 Stundenurins	**Medium:**	5%ige HCl
Volumen:	20 ml	**Transport:**	24 Stunden-Menge (kühl)
Methode:	Chromatographie (HPLC)		

Besonderheiten:	Bestimmungen erst nach 5tägigem Absetzen aller Medikamente (Phenothiazine, Theophyllin, Monoaminoxidase-Hemmer) sinnvoll
Indikation:	Verdacht auf **Phäochromozytom** oder **Neuroblastom**

Adrenocorticotropes Hormon (ACTH) (Blut)

Aussage:	Erfassung von Störungen der Hypophysen-Nebennierenrinden-Achse
normal:	Morgens: 10–100 ng/l = 2,2–22 pmol/l; abends : 5–20 ng/l = 1,1–4,4 pmol/l
erhöht:	Cushing-Syndrom: ACTH-produzierende Hypophysentumoren, vermehrte Produktion von Corticotropin-Releasing-Factor (CRF) des Hypothalamus, primäre NNR-Insuffizienz, adrenogenitales Syndrom (AGS), paraneoplastisch (ektope ACTH-Produktion, z.B. bei kleinzelligem Bronchialkarz.)
vermindert:	Sekundäre und tertiäre NNR-Insuffizienz
Präanalytik:	Wegen des Tagesrhythmus muß die Blutentnahme der Vergleichbarkeit halber stets morgens zwischen 8 und 9 Uhr erfolgen

Material:	Plasma	**Medium:**	EDTA
Volumen:	2 ml	**Transport:**	Tiefkühlung (mindestens –20°C)

Methode:	Immunoassay (RIA); Stimulation: Metopiron, CRF; Suppression: Dexamethason (Hemmtest)
Besonderheiten:	Verschiedene Antikörper erfassen unterschiedliche Aminosäuregruppen, daher unterschiedliche Ergebnisse in verschiedenen Laboratorien. Einzelbestimmungen sind klinisch wenig verlässlich! Bestimmung nur bei Kenntnis der Cortisolwerte sinnvoll
Indikation:	Erkrankungen der **Nebennierenrinde** (**NNR**), Differentialdiagnose des **Hyperkortisolismus** (**Cushing-Syndrom**)

Aldosteron (Blut)

Aussage:	Erfassung von Störungen der Nebennierenrinde (NNR) mit Auswirkungen auf den Na-Rücktransport (Nierentubuli)
normal:	Morgens <300 (830); mittags <200 (555); abends <150 (415); nachts <200 ng/l (555 pmol/l)
erhöht:	Hypertonie, primärer (Conn-Syndrom) und sekundärer Hyperaldosteronismus (Leberzirrhose, Bartter-Syndrom)
vermindert:	Primärer und sekundärer Hypoaldosteronismus, Morbus Addison
Präanalytik:	Gründliche Patientenvorbereitung (standardisierte Zufuhr von 100–120 mmol Natrium und 60–80 mmol Kalium/d, mindestens 2tägige Ruheperiode); wegen des Tagesrhythmus Blutentnahme stets morgens zwischen 8 und 9 Uhr

Material:	Plasma (Serum)	**Medium:**	Nativ
Volumen:	2 ml	**Transport:**	Kühlen
Methode:	Immunoassay (RIA)		

Besonderheiten:	Das Renin-Angiotensin-Aldosteron-System wird gehemmt durch β-Blocker, Antisympathikotonika, zentrale α-Rezeptoragonisten, Antazida und Corticosteroide und stimuliert durch Sympathikotonika, Saluretika, Laxantien und Ovulationshemmer. Wechselnde Bindung an Proteine und inkonstante Spezifität der Antikörper können zu falschen Ergebnissen führen.
Indikation:	Erkrankungen der **Nebennierenrinde (NNR)**, Differentialdiagnose der **Hypertonie**

Aldosteron (Urin)

Aussage:	Erfassung von Störungen der Nebennierenrinde (NNR) mit Auswirkungen auf den Na-Rücktransport (Nierentubuli)
normal:	< 20 µg = <55 nmol pro Tag
erhöht:	Hypertonie, primärer (Conn-Syndrom) und sekundärer Hyperaldosteronismus
vermindert:	Primärer und sekundärer Hypoaldosteronismus, Morbus Addison
Präanalytik:	Gründliche Patientenvorbereitung bei standardisierter Zufuhr von 100–120 mmol Natrium und 60–80 mmol Kalium pro Tag erforderlich. Medikamente 14 Tage vorher absetzen!

Material:	Probe des 24-Stunden-Urins	**Medium:**	5%ige HCl
Volumen:	20 ml	**Transport:**	Kühl halten, 24-Stunden-Menge angeben

Methode:	Immunoassay (RIA, Nachweis als Aldosteron-Glucuronid)
Besonderheiten:	Das Renin-Angiotensin-Aldosteron-System wird gehemmt durch β-Blocker, Antisymathikotonika, zentrale α-Rezeptoragonisten, Antazida und Corticosteroide und stimuliert durch Sympathikotonika, Saluretika, Laxantien und Ovulationshemmer
Indikation:	Erkrankungen der **Nebennierenrinde** (**NNR**), Differentialdiagnose der **Hypertonie**

Androstendion (Blut)

Aussage:	Erfassung von Störungen der Androgenproduktion der Nebennierenrinde (NNR) und des Ovars
normal:	Männer: 100–400 ng/dl = 3–12 nmol/l; Frauen: 100–200 ng/dl = 3–6 nmol/l
erhöht:	Hirsutismus, Stein-Leventhal-Syndrom (polyzystisches Ovar), Androgen-produzierende Tumoren
vermindert:	Nicht relevant
Präanalytik:	Wegen Tagesrhythmus muß die Blutentnahme der Vergleichbarkeit halber stets morgens zwischen 8 und 9 Uhr erfolgen
Material:	Serum
Medium:	Nativ, morgens
Volumen:	1 ml
Transport:	Frisch
Methode:	Immunoassay (RIA)
Besonderheiten:	Bestimmung zusammen mit Testosteron und Dehydroepiandrosteron-Sulfat (DHEA-S). Seitengetrennte Abnahme zur Differenzierung zwischen Ovar und Nebenniere. Tagesrhythmik (Maximum am Morgen)
Indikation:	Verdacht auf **Hirsutismus**, Differentialdiagnose der **Ovarialtumoren**

Antidiuretisches Hormon (ADH) (Blut),

Aussage:	Erfassung von Funktionsstörungen des Hypophysenhinterlappens (HHL) mit Beeinträchtigung der Wasser-Rückresorption
normal:	1,4–3,8 pg/ml = 1,4–3,8 ng/l
erhöht:	Physiologisch bei Anstieg der effektiven Plasmaosmolalität; Schwartz-Bartter-Syndrom (inadäquate, nicht osmotisch bedingte ADH-Sekretion), paraneoplastisch, renaler Diabetes insipidus
vermindert:	Diabetes insipidus centralis (z.B. Tbc, Tumoren)
Präanalytik:	Blutentnahme morgens nüchtern

Material:	Plasma	**Medium:**	EDTA
Volumen:	2 ml	**Transport:**	Tiefkühlung
Methode:	Immunoassay (RIA)		

Besonderheiten:	Synonyme: Adiuretin, Vaspressin. Erhöhte Werte finden sich auch bei psychischen Stimuli (Angst) und unter Nikotin
Indikation:	Verdacht auf **Diabetes insipidus**

Calcitonin (HCT) (Blut)

Aussage:	Erfassung von Synthese- oder Regulationsstörungen an der Zellmembran durch das Calcium-regulierende Hormon der C-Zellen der Schilddrüse
normal:	<100 ng/l = <29 pmol/l; nach Pentagastrin-Stimulation: <300 pg/l = 90 pmol/l
erhöht:	Medulläres Schilddrüsenkarzinom (im Pentagastrintest massiver Anstieg, auch bereits in frühem Tumorstadium), C-Zell-Hyperplasie (leicht erhöhte Werte im Pentagastrintest)
vermindert:	Nicht relevant
Präanalytik:	Blutentnahme morgens nüchtern

Material:	Serum	**Medium:**	Postprandial
Volumen:	1 ml	**Transport:**	Tiefgefroren (mind. -20°C)

Methode:	Immunoassay (RIA), Pentagastrin-Stimulation (6 µg/kg s.c.), Blutentnahmen nach 2, 5, 10 Minuten
Besonderheiten:	Im Gegensatz zu dem Antagonisten Parathormon bewirkt Calcitonin die Feineinstellung des Calciums und hat einen phosphaturischen Effekt. Zur Erfassung der endogenen Stimulation (gastrointestinale Hormone) sind postprandiale Werte am aussagekräftigsten
Indikation:	Differentialdiagnose von **Schilddrüsen-Tumoren, C-Zell-Karzinom**

Choriongonadotropin (HCG) (Urin)

Aussage:	Auftreten von plazentarem Chorion-Gonadotropin (ca. ab dem 10. Tag nach Konzeption)
normal:	<20 IU/l
erhöht:	Positiv: Schwangerschaft, maligne gonadale und extragonadale Keimzelltumoren (Hodentumoren), Chorionepitheliom, Blasenmole
vermindert:	Nicht relevant
Präanalytik:	Keine Besonderheiten

Material:	Morgenurin	**Medium:**	Nativ
Volumen:	1 ml	**Transport:**	Frisch

Methode:	a) Latex-Agglutination (anti-HCG sensibilisiert); b) Immunoassay (EIA), monoklonale Antikörper
Besonderheiten:	Noch 1 Woche nach Abort kann die Reaktion positiv ausfallen. Östrogen-/Gestagen-Therapie verursacht bei den neueren Tests kaum mehr unspezifisch positive Ergebnisse
Indikation:	Früdiagnose und Kontrolle der **Schwangerschaft**

Cortisol (Blut)

Aussage:	Erfassung von Störungen der Nebennierenrinden- Hypophysen-Achse
normal:	Morgens 6–24 (160–650), mittags 4–20 (110–540), abends 1–12 (30–320), nachts 2–18 µg/dl (50–490 nmol/l)
erhöht:	Cushing-Syndrom (primär: NNR-Hyperplasie, NNR-Adenom; sekundär: hypophysäre Überfunktion), Pseudo-Cushing-Syndrom (z.B. Alkoholabusus), Schwangerschaft
vermindert:	Nebennierenrindeninsuffizienz
Präanalytik:	Wegen des Tagesrhythmus muß die Blutentnahme der Vergleichbarkeit halber stets morgens zwischen 8 und 9 Uhr erfolgen. Stärkere körperliche Belastung (insbesondere bei Untrainierten) 24 Stunden vor Untersuchung vermeiden!

Material:	Serum	**Medium:**	Nativ
Volumen:	1 ml	**Transport:**	Frisch

Methode:	Immunoassay (RIA, EIA)
Besonderheiten:	Genaue Bezeichnung: 17α-Hydoxicorticosteron (17-OHCS). Ausgeprägter zirkadianer Rhythmus: höchste Werte am Morgen, niedrigste Werte am Abend. Aufhebung der Rhythmik typisch für das Cushing-Syndrom. Einfluß durch Streß ist zu berücksichtigen!
Indikation:	Verdacht auf **Cushing-Syndrom**, Differentialdiagnostik von **Hypophysen**- und **Nebennierenrinden-Erkrankungen**

Cortisol (Urin)

Aussage:	Erfassung von Störungen der Nebennierenrinden-Hypophysen-Achse
normal:	75–270 µg = 207–745 nmol pro Tag
erhöht:	Cushing-Syndrom (primär: NNR-Hyperplasie, NNR-Adenom; sekundär: hypophysäre Überfunktion), Schwangerschaft
vermindert:	Nebenniereninsuffizienz
Präanalytik:	Stärkere körperliche Belastung (insbesondere bei Untrainierten) 24 Stunden vor Untersuchung vermeiden! Urinmengen nach Blasenentleerung ab 8 Uhr morgens messen und 24 Stunden sammeln sammeln

Material:	Probe des 24-Stunden-Urins	**Medium:**	Nativ
Volumen:	10 ml	**Transport:**	24-Stunden-Menge angeben
Methode:	Immunoassay (RIA, EIA)		

Besonderheiten:	Genaue Bezeichnung: 17α-Hydoxicorticosteron (17-OHCS). Die Methode ist infolge vieler im Urin vorkommender Steroidmetabolite sehr störanfällig. Vorzuziehen sind aufwendigere chromatographische Verfahren. Einfluß durch Streß ist zu berücksichtigen!
Indikation:	Verdacht auf **Cushing-Syndrom**, Differentialdiagnostik von **Hypophysen**- und **Nebennierenrinden-Erkrankungen**

C-Peptid (Blut)

Aussage:	Erfassung von Störungen bei der Bildung körpereigenen Insulins aus Proinsulin in den β-Zellen des Pankreas
normal:	0,3–5,0 ng/ml (basal)
erhöht:	Organischer Hyperinsulinismus, Hypoglykaemia factitia, Diabetes mellitus Typ IIb
vermindert:	Störung der Insulinsynthese (z.B. insulinpflichtiger Diabetes mellitus Typ I und IIa)
Präanalytik:	Blutentnahme morgens nüchtern

Material:	Serum	**Medium:**	Tiefgekühlt
Volumen:	1 ml	**Transport:**	Trockeneis
Methode:	Immunoassay (RIA)		

Besonderheiten:	C-Peptid wird in der Leber nicht metabolisiert und gibt daher die Syntheseleistung des endokrinen Pankreas besser wieder als Insulin. Differenzierung zwischen organischem Hyperinsulinismus und funktioneller Hypoglykämie durch Stimulation (Hungerversuch bzw. Tolbutamidtest, Cave: schwere Hypoglykämien!)
Indikation:	Differentialdiagnose der **Hypoglykämie**, **Hyperinsulinismus**

Dehydroepiandrosteron-Sulfat (DHEA-S) (Blut)

Aussage:	Erfassung von Störungen der Nebennierenrinden-Funktion
normal:	<3 µg/ml
erhöht:	Adrenaler Hirsutismus, NNR-Tumoren, adrenogenitales Syndrom (AGS), Differentialdiagnose adrenaler und ovarieller Testosteronerhöhungen, sekundäres Cushing-Syndrom (hypophysär), Virilismus
vermindert:	Nicht nachweisbar
Präanalytik:	Blutentnahme morgens nüchtern

Material:	Serum	**Medium:**	Nativ
Volumen:	1 ml	**Transport:**	Frisch
Methode:	Immunoassay (RIA)		

Besonderheiten:	Wegen der höheren Plasmakonzentration und der längeren Halbwertszeit wird das in der Leber konjugierte DHEA-Sulfat der direkten Bestimmung der C_{19}-Steroide DHEA und Androstendion vorgezogen
Indikation:	Erkrankungen der **Nebennierenrinde**, **NNR-Tumoren**, Differentialdiagnostik des **Hirsutismus** und **Virilismus**

1,25-Dihydroxy-Vitamin D_3 (1,25-$[OH]_2D_3$) (Blut),

Aussage:	Erfassung von Störungen des Vitamin-D-Stoffwechsels (1-Hydroxylase der Nieren) mit Auswirkungen auf den Calciumhaushalt
normal:	30–70 pg/ml = 75–175 pmol/l
erhöht:	Sarkoidose (Morbus Boeck), Granulome, Hypophosphatämie, Hyperparathyreoidismus, Wachstum, Rachitis-Therapie, Schwangerschaft
vermindert:	Vitamin-D-abhängige Rachitis (Typ I), Niereninsuffizienz
Präanalytik:	Blutentnahme morgens nüchtern bzw. vor der Dialyse

Material:	Serum	**Medium:**	Nativ
Volumen:	2 ml	**Transport:**	Frisch
Methode:	HPLC, Immunoassay (RIA)		

Besonderheiten:	Synonym: Calcitriol Überdosierungen mit Vitamin-D-Präparaten können nicht erfaßt werden
Indikation:	Ursachenforschung bei **Hyperkalzämie** (z.B. bei **Sarkoidose**), Therapiekontrolle

Dopamin (Urin)

Aussage:	Neben Adrenalin und Noradrenalin Bestandteil der Katecholamine; Anstieg bei Tumoren des sympathoadrenalen Systems
normal:	<400 µg pro Tag = <2,6 µmol pro Tag
erhöht:	Phäochromozytom, Neuroblastom, Ganglioneurom, Streß (Reizung des Sympathikus), arterielle Hypertonie, Hypoglykämie
vermindert:	Nicht relevant

Präanalytik:	Sorgfältige Patientenvorbereitung (Ruhe, vermeiden von Kaffee, Käse, Nüssen, Zitrusfrüchten, Bananen, Vanille); Urinmengen nach Blasenentleerung ab 8 Uhr morgens 24 Std. sammeln

Material:	Probe des 24 Stundenurins	**Medium:**	5%ige HCl
Volumen:	20 ml	**Transport:**	24 Stunden-Menge (kühl)
Methode:	Chromatographie (HPLC)		

Besonderheiten:	Bestimmungen erst nach 5-tägigem Absetzen aller beeinflussenden Medikamente (Phenothiazine, Theophyllin, Monoaminoxidase-Hemmer) sinnvoll
Indikation:	Verdacht auf **Phäochromozytom** oder **Neuroblastom**

Follikel stimulierendes Hormon (FSH) (Blut)

Aussage: Erfassung von Störungen der Follikelreifung und Spermatogenese bzw. der Hypophysenvorderlappen-Funktion

normal: Männer: 1,0–6,0 IU/l;
Frauen: bis 30,0 IU/l (Zyklusgipfel)

erhöht: Primäre Ovarialinsuffizienz und Dysfunktion der Spermatogenese, Klinefelter-Syndrom (testikulär bedingter Hypogonadismus)

vermindert: Sekundäre Ovarialinsuffizienz, Hodeninsuffizienz

Präanalytik: Blutentnahme morgens nüchtern

Material:	Serum	**Medium:**	Nativ
Volumen:	1 ml	**Transport:**	Frisch

Methode: Immunoassay (RIA);
Stimulation: Clomifen, LHRH, ß-HCG

Besonderheiten: Repräsentiert gemeinsam mit LH und Prolactin die Gruppe der hypophysären Gonadotropine. Bestimmung zusammen mit LH und peripheren Geschlechtshormonen (Östradiol, Testosteron) sinnvoll. In der Menopause finden sich Werte von 20–100 IU/l. Bei niedrigen Werten ist im Falle eines Verdachts auf Hypogonadismus der LHRH-Test angezeigt

Indikation: Differentialdiagnose des **Hypogonadismus**, Störungen der **Spermatogenese**

Gastrin (Blut)

Aussage:	Erfassung von Störungen der Hormonfreisetzung durch die Schleimhaut von Antrum, Duodenum und Jejunum
normal:	20–200 pg/ml = 9–95 pmol/l
erhöht:	Zollinger-Ellison-Syndrom (Gastrinom), rezidivierende peptische Ulzera, chronisch atrophische Gastritis, Z.n. Vagotomie, Z.n. Billroth-II-Operation („excluded antrum")
vermindert:	Nicht relevant
Präanalytik:	Blutentnahme morgens nüchtern

Material:	Serum	**Medium:**	Nativ
Volumen:	1 ml	**Transport:**	Tiefgekühlt
Methode:	Immunoassay (RIA)		

Besonderheiten:	Antazida mindestens 1 Tag vor Untersuchung absetzen! Mindestens 12 Stunden keine Nahrungsaufnahme! Oxalat und Heparin stören. Analyse sofort durchführen (sonst Gefahr der Proteolyse) oder Probe einfrieren
Indikation:	**Ulcus duodeni**, chronisch atrophische **Gastritis** (Perniziosa-Anämie), Verdacht auf **Zollinger-Ellison-Syndrom**

Glukagon (Blut)

Aussage:	Erfassung von Störungen des Glucoseregulierung durch Insulinantagonisten in den Langerhansschen Inseln (A-Zellen) des Pankreas		
normal:	50–250 pg/ml		
erhöht:	Reaktive Hypoglykämie, Glukagonom		
vermindert:	Pankreasinsuffizienz		
Präanalytik:	Blutentnahme morgens nüchtern		
Material:	EDTA-Plasma	**Medium:**	600 kIE Trasylol
Volumen:	1 ml	**Transport:**	Eisgekühlt
Methode:	Immunoassay (RIA)		
Besonderheiten:	Die Glucosesteigerung erfolgt durch Glykogenabbau in der Leber infolge einer Akivierung der Phosphorylase. Der Effekt setzt also eine intakte Leberfunktion voraus. Hilfreich als Kenngröße für die Glykogensynthese bzw. die Glukoneogenese/Glykogenolyse ist der Insulin-Glukagon-Quotient		
Indikation:	Verdacht auf **Glukagonom** (sehr selten)		

Homovanillinsäure (HVS) (Urin)

Aussage:	Abbauprodukt der Katecholamine; Anstieg bei Tumoren des sympathoadrenalen Systems
normal:	<15 mg = <83 µmol pro Tag
erhöht:	Phäochromozytom, Neuroblastom, Ganglioneurom, Streß (Reizung des Sympathikus), arterielle Hypertonie, Hypoglykämie
vermindert:	Nicht relevant
Präanalytik:	5 Tage vorher kein Kaffee, kein Käse, keine Nüsse, keine Zitrusfrüchte, keine Bananen, keine Vanille; Urin nach Blasenentleerung ab 8 Uhr morgens 24 Std. sammeln

Material:	Probe des 24-Stunden-Urins	**Medium:**	5%ige HCl
Volumen:	20 ml	**Transport:**	Gekühlt, 24-Stunden-Menge angeben

Methode:	Chromatographie (HPLC der 3-Methoxi-4-hydroxiphenylessigsäure)
Besonderheiten:	Hohe Spezifität! Keine Störungen bekannt
Indikation:	Verdacht auf **Phäochromozytom** oder **Neuroblastom**

Hydroxy-Indolessigsäure (HIES) (Urin)

Aussage:	Auftreten von Abbauprodukten Serotonin-produzierender Gewebe
normal:	<10 mg = <52 µmol pro Tag
erhöht:	Karzinoid-Syndrom (klinische Symptome: Flush, Bauchkoliken, Diarrhoe, Ulcus pepticum, paroxysmale Atemnot), Bronchial-, Thyreoidal- u.Abdominal-Karzinom, Morbus Crohn
vermindert:	Nicht relevant
Präanalytik:	Vermeiden von Bananen, Beeren, Zwetschgen, Auberginen, Walnüssen, Coffein; Medikamente absetzen (z.B. Reserpin, Vitamin C, Chlorpromazin); Urin nach Blasenentleerung ab 8 Uhr morgens 24 Std. sammeln

Material:	Probe des 24-Stunden-Urins	**Medium:**	5%ige HCl
Volumen:	20 ml	**Transport:**	Gekühlt, 24-Stunden-Menge angeben

Methode:	Chromatographie (HPLC), Photometrie
Besonderheiten:	Werte über 10 mg = 52 µmol pro Tag sind verdächtig, über 25 mg = 130 µmol pro Tag sprechen sicher für ein Karzinoid-Syndrom
Indikation:	Verdacht auf **Karzinoid-Syndrom**

Insulin (Blut)

Aussage:	Erfassung von Funktionsstörungen der endokrinen Pankreassekretion
normal:	Basal: <20 mU/l; nach Tolbutamid-Stimulation: 45–90 mU/l
erhöht:	Insulinom, funktioneller Hyperinsulinismus, Diabetes mellitus Typ IIb (Adipositas)
vermindert:	Diabetes mellitus Typ I und IIa
Präanalytik:	Blutentnahme morgens nüchtern

Material:	Serum	**Medium:**	Nativ
Volumen:	1 ml	**Transport:**	Hämolysefrei
Methode:	Immunoassay (RIA)		

Besonderheiten:	Hämolyse führt zu erniedrigten Werten, da abbauende Peptidasen aus den Erythrozyten freigesetzt werden. Hohe Proinsulinkonzentrationen verursachen durch Kreuzreaktion zu niedrige Werte; daher ist die Bestimmung des C-Peptids besser zur Abschätzung der endogenen Insulinsekretion geeignet
Indikation:	Verdacht auf **Insulinom** (selten), Differentialdiagnose unklarer **Hypoglykämien**

Katecholamine (gesamt) (Urin)

Aussage:	Erfassung eines Komplexes aus Adrenalin, Noradrenalin und Dopamin; Anstieg bei Tumoren des sympathoadrenalen Systems
normal:	<180 µg = <1 µmol/d (Adrenalin + Noradrenalin); <500 µg = < 3 µmol /d (Adren. + Noradren. + Dopamin)
erhöht:	Phäochromozytom, Neuroblastom, Ganglioneurom, Streß (Reizung des Sympathikus), arterielle Hypertonie, Hypoglykämie
vermindert:	Nicht relevant
Präanalytik:	Bestimmung erst 5 Tage nach Absetzen aller störenden Medikamente (Phenothiazine, Theophyllin, Monoaminoxidase-Hemmer). Vermeiden von Kaffee, Käse, Nüssen, Zitrusfrüchten, Bananen, Vanille

Material:	Probe des 24-Stunden-Urins	**Medium:**	5%ige HCl
Volumen:	20 ml	**Transport:**	Gekühlt, 24-Stunden-Menge angeben
Methode:	Chromatographie (HPLC nach Hydrolyse)		

Besonderheiten:	Ergänzend können die freien Katecholamine untersucht werden (HPLC ohne Hydrolyse) (normal: unter 320 µg = 1,9 µmol pro Tag)
Indikation:	Verdacht auf **Phäochromozytom** oder **Neuroblastom**

Luteinisierendes Hormon (LH) (Blut)

Aussage:	Erfassung von Störungen der Progesteron- und Testosteronbildung bzw. der Hypophysenverderlappen-Funktion
normal:	Männer: 4,4–11 U/l; Frauen: 2,0–17 U/l, während der Ovulation: 30–120 U/l, in der Menopause: 20–70 U/l
erhöht:	Primäre Ovarial- und Hodeninsuffizienz, Androgenresistenz (Androgenrezeptordefekt) (in Verbindung mit hohen Testosteron-Werten)
vermindert:	Sekundäre Ovarial- und Hodeninsuffizienz
Präanalytik:	Blutentnahme morgens nüchtern

Material:	Serum	**Medium:**	Nativ
Volumen:	1 ml	**Transport:**	Frisch

Methode:	Immunoassay (RIA); Stimulation: Clomifen, LHRH, ß-HCG
Besonderheiten:	Bestimmung gemeinsam mit FSH und peripheren Geschlechtshormonen (Östradiol, Progesteron, Testosteron) sinnvoll. Zur Prüfung der HVL-Funktion (Gonadotropinsekretion) ist der LH-RH-Test angezeigt (nur bei niedrigen LH- und FSH-Werten)
Indikation:	Differentialdiagnose des **Hypogonadismus**

Metanephrine (gesamt) (Urin)

Aussage:	Erfassung von Adrenalin- und Noradrenalin-Derivaten; Anstieg bei Tumoren des sympathoadrenalen Systems
normal:	Metanephrin <800 µg = 4,1 µmol pro Tag; Normetanephrin <1.800 µg = 9,9 µmol pro Tag
erhöht:	Phäochromozytom, Neuroblastom, Ganglioneurom, Streß (Reizung des Sympathikus), arterielle Hypertonie, Hypoglykämie
vermindert:	Nicht relevant
Präanalytik:	Bestimmung erst 5 Tage nach Absetzen aller störender Medikamente (Phenothiazine, Theophyllin, Monoaminoxidase-Hemmer). Vermeiden von Kaffee, Käse, Nüssen, Zitrusfrüchten, Bananen, Vanille)

Material:	Probe des 24-Stunden-Urins	**Medium:**	5%ige HCl
Volumen:	20 ml	**Transport:**	Gekühlt, 24-Stunden-Menge angeben

Methode:	Hydrolyse, Ionenaustauscher (Ammoniak-Eluierung), Photometrie des Vanillins
Besonderheiten:	Propanolol und Triamterene bzw. deren Metabolite können die Reaktion stören
Indikation:	Verdacht auf **Phäochromozytom** oder **Neuroblastom**

Noradrenalin (Urin)

Aussage:	Neben Adrenalin und Dopamin Bestandteil der Katecholamine; Anstieg bei Tumoren des Nebennierenmarks und bei Stimulation des sympathoadrenalen Systems
normal:	<100 µg = 0,6 µmol pro Tag
erhöht:	Phäochromozytom, Neuroblastom, Ganglioneurom, Streß (Reizung des Sympathikus), arterielle Hypertonie, Hypoglykämie
vermindert:	Nicht relevant
Präanalytik:	Sorgfältige Patientenvorbereitung (Ruhe) mindestens 5 Tage nach Absetzen aller störender Medikamente (Phenothiazine, Theophyllin, Monoaminoxidase-Hemmer). Vermeiden von Kaffee, Käse, Nüssen, Zitrusfrüchten, Bananen, Vanille)

Material:	Probe des 24-Stunden-Urins	**Medium:**	5%ige HCl
Volumen:	20 ml	**Transport:**	Gekühlt, 24-Stunden-Menge angeben
Methode:	Chromatographie (HPLC)		

Besonderheiten:	Bestimmungen erst nach Absetzen aller beeinflussenden Medikamente sinnvoll.
Indikation:	Verdacht auf **Phäochromozytom** oder **Neuroblastom**

Östradiol (Blut)

Aussage:	Erfassung von Störungen des wirksamsten aller ovariellen Follikelhormone
normal:	Männer: 10–55 pg/ml (37–200 pmol/l); Frauen: 30–600 pg/ml (110–2200 pmol/l (zyklusabhängig)
erhöht:	Östrogen-produzierende Tumoren, Gonadotropin-produzierende Hypophysenvorderlappen-Tumoren, Schwangerschaft
vermindert:	Primäre und sekundäre Ovarialinsuffizienz, Zyklusstörungen, Hypoprolaktinämie
Präanalytik:	Blutentnahme morgens nüchtern

Material:	Serum	**Medium:**	Nativ
Volumen:	1 ml	**Transport:**	Frisch
Methode:	Immunoassay (RIA)		

Besonderheiten:	Genaue Bezeichnung: Östradiol-17β. Bestimmung vor allem bei Gestagen-negativer Amenorrhoe und zur Erfassung eines plötzlichen Gonadotropinanstiegs während des Zyklus sinnvoll. Die Werte können im 3. Trimenon bis 2 μg/ml = 7,3 μmol/l ansteigen
Indikation:	Funktionsbeurteilung der **Ovarien**, Theapiekontrolle

Östriol (frei) (Blut)

Aussage:	Erfassung von Störungen der DHEA-S-Produktion durch die fetale Nebennierenrinde		
normal:	3. Trimenon: > 4 ng/ml = >14 nmol/l		
erhöht:	Nicht relevant		
vermindert:	Störung der fetoplazentaren Einheit		
Präanalytik:	Blutentnahme morgens nüchtern		
Material:	Serum	**Medium:**	Nativ
Volumen:	1 ml	**Transport:**	Frisch
Methode:	Immunoassay (RIA, EIA)		
Besonderheiten:	Fetal gebildetes DHEA-S wird in der Plazenta in Östriol umgewandelt. Sinnvoll ist die zusätzliche Bestimmung von Östriol im Sammelurin unter Berücksichtigung der Tagesrhythmik		
Indikation:	Überwachung einer **Risikoschwangerschaft**		

Östrogene (gesamt) (Urin)

Aussage:	Beurteilung der Funktionstüchtigkeit der fetoplazentaren Einheit
normal:	3.Trimenon: >5 mg = >17,3 µmol pro Tag
erhöht:	Nicht relevant
vermindert:	Störung der fetoplazentaren Einheit
Präanalytik:	Urin nach Blasenentleerung ab 8 Uhr morgens Std. sammeln

Material:	Probe des 24-Stunden-Urins	**Medium:**	Nativ
Volumen:	10 ml	**Transport:**	24-Stunden-Menge angeben
Methode:	Immunoassay (RIA, EIA)		

Besonderheiten:	90% der Östrogene im Urin bestehen aus Östriol. Fetal in der Nebennierenrinde gebildetes Dehydroepiandrosteron (DHEA-S) wird in der Plazenta in Östriol umgewandelt, in der mütterlichen Leber glukuronisiert und renal ausgeschieden
Indikation:	Überwachung einer **Risikoschwangerschaft**

Parathormon (PTH) (Blut)

Aussage:	Erfassung von Störungen der Nebenschilddrüsenfunktion bzw. der Regulation des Calcium-Phosphat-Haushaltes
normal:	Intaktes PTH : 20–65 pg/ml = 2–6,5 pmol/l; Mittel-Region: 100–500 pg/ml = 10–50 pmol/l
erhöht:	Primärer und sekundärer Hyperparathyreoidismus (HPT), Pseudohypoparathyreoidismus (angeborener PTH-Rezeptordefekt), Nephrokalzinose, Nephrolithiasis
vermindert:	Hypoparathyreoidismus
Präanalytik:	Wegen des Tagesrhythmus muß die Blutentnahme der Vergleichbarkeit halber stets morgens zwischen 8 und 9 Uhr erfolgen

Material:	Serum (Plasma)	**Medium:**	Nativ
Volumen:	1 ml	**Transport:**	Tiefgefroren (mind. -20°C)
Methode:	Radioimmunoassay (intaktes PTH: Fragmente 1-84; Mid-regional-Assay: Fragment 44-68)		

Besonderheiten:	Blutentnahme ist morgens vorzunehmen, da eine zirkadiane Rhythmik mit höheren Werten am Abend besteht. Für die Bestimmung des intakten PTH ist EDTA-Plasma erforderlich.
Indikation:	Erkrankungen der **Nebenschilddrüse**, Verdacht auf **Hyperparathyreoidismus**, Differentialdiagnostik der **Hypokalzämie** und der **Hyperkalzämie**

Plazenta-Lactogen (HPL) (Blut)

Aussage:	Erfassung von Störungen der plazentaren Funktion besonders in der Spätschwangerschaft
normal:	<1 ng/l; 1.Trim.: 25–100 µg/l; 3.Trim.: 4–11 mg/l
erhöht:	Physiologische Korrelation zum Plazentawachstum, überproportionale Erhöhung bei diabetischer Schwangerschaft
vermindert:	Störung der fetoplazentaren Einheit
Präanalytik:	Blutentnahme morgens nüchtern

Material:	Serum	**Medium:**	Nativ
Volumen:	1 ml	**Transport:**	Frisch
Methode:	Immunoassay (RIA, EIA)		

Besonderheiten:	Zusammen mit HCG repräsentiert HPL die plazentaren Gonadotropine (im Gegensatz zu den hypophysären Gonadotropinen FSH, LH und Prolactin)
Indikation:	**Schwangerschaftsüberwachung,** Verdacht auf Unterentwicklung des **Feten,** Beurteilung des **Abortrisikos**

Progesteron (Blut)

Aussage: Erfassung von Störungen bei der Bildung des wichtigsten natürlichen Gestagens

normal: Männer: < 0,5 ng/ml = <1,6 nmol/l; Frauen: 0,1–1,5 ng/ml = 0,3–4,8 nmol/l;, in der Lutealphase: >7 ng/ml = >22 nmol/l

erhöht: Ovulation, Schwangerschaft, Blasenmole, Nebennierenrinden-Tumoren

vermindert: Corpus-luteum-Insuffizienz, Hypophysenvorderlappen-Insuffizienz, Hyperprolactinämie

Präanalytik: Blutentnahme morgens nüchtern

Material: Serum | **Medium:** Nativ

Volumen: 1 ml | **Transport:** Frisch

Methode: Immunoassay (RIA)

Besonderheiten: Unter oralen Ovulationshemmern liegen die Werte um 0,1–0,3 ng/ml = 0,3–1 nmol/l. Der thermogenetische Effekt von Progesteron verursacht den Anstieg der Basaltemperatur

Indikation: Verdacht auf Insuffizienz des **Corpus luteum**, Nachweis der **Ovulation**

Prolactin (Blut)

Aussage:	Erfassung von Störungen der Bildung hypophysärer Gonadotropine (gemeinsam mit LH und FSH)
normal:	<600 mIU/l
erhöht:	Prolactinom, hypothalamische Hyperprolactinämie, Hypophysenstieldurchtrennung, supraselläre Tumoren, unspezifischer Tumormarker bei lymphoproliferativen Erkrankungen, Gravidität, Laktation
vermindert:	Nicht relevant
Präanalytik:	Ausreichender zeitlicher Abstand nach palpatorischen oder chirurgischen Eingriffen an der Mamma; störende Medikamente möglichst 48 Stunden vor Blutentnahme absetzen; Blutentnahme stets morgens zwischen 8 und 9 Uhr
Material:	Serum
Medium:	Nativ
Volumen:	1 ml
Transport:	Frisch
Methode:	Imunoassay (RIA, EIA); Stimulation: Metoclopramid, TRH, Hypoglykämie
Besonderheiten:	Streß kann bereits mäßig erhöhte Prolactinwerte bewirken. Es besteht eine zirkadiane Rhythmik: höchste Basalwerte am Morgen. Während der Schwangerschaft: Anstieg auf das 20fache. Medikamentös bedingte Erhöhungen durch Neuroleptika, Reserpin, α-Methyl-DOPA und Antihistaminika
Indikation:	Differentialdiagnose der **Amenorrhoe**

Renin (Angiotensin I) (Blut)

Aussage:	Erfassung von Störungen bei der Regulierung des renalen Plasmaflusses und des Elektrolyt- bzw. Flüssigkeitshaushalts
normal:	0,2–2,7 ng /ml/h
erhöht:	Hypertonie, sekundärer Hyperaldosteronismus, Renin-sezernierende Tumoren, Bartter-Syndrom, Nierenarterienstenose, Morbus Addison
vermindert:	Hyporeninämischer Hypoaldosteronismus
Präanalytik:	Gründliche Patientenvorbereitung (standardisierte Zufuhr von 100–120 mmol Natrium und 60–80 mmol Kalium pro Tag, mindestens 2tägige Ruheperiode)

Material:	Plasma	**Medium:**	EDTA
Volumen:	2 ml	**Transport:**	Tiefgefroren
Methode:	Immunoassay (RIA)		

Besonderheiten:	Das Renin-Angiotensin-Aldosteron-System wird gehemmt durch β-Blocker, Antisymathikotonika, zentrale α-Rezeptoragonisten, Antazida und Corticosteroide und stimuliert durch Sympathikotonika, Saluretika, Laxanzien und Ovulationshemmer. Es handelt sich bei der Renin-Bestimmung anstelle einer sehr aufwendigen Konzentrationsbestimmung um eine Aktivitätsbestimmung pro Zeiteinheit
Indikation:	Differentialdiagnose der **Hypertonie**, Verdacht auf Renin-sezernierende Tumoren

Testosteron (gesamt) (Blut)

Aussage:	Erfassung von Störungen der endokrinen Hodenfunktion bzw. der Hypophysenvorderlappen-Funktion
normal:	Basalwert: 3–11 ng/ml = 10,4–38 nmol/l, HCG-Stimulation: bis 30 ng/ml = bis 104 nmol/l
erhöht:	Testosteron-produzierende Tumoren (Leydig-Zell-Tumor, Androblastom, Testeshyperplasie)
vermindert:	Kryptorchismus, primärer und sekundärer Hypogonadismus, Klinefelter-Syndrom, Impotenz, körperliche Anstrengung
Präanalytik:	Wegen des Tagesrhythmus muß die Blutentnahme der Vergleichbarkeit halber stets morgens zwischen 8 und 9 Uhr erfolgen

Material:	Serum	**Medium:**	Nativ
Volumen:	1 ml	**Transport:**	Frisch

Methode:	Immunoassay (RIA); Stimulation mit HCG (5.000 IE i.m.; weitere Blutentnahmen 48 und 72 Stunden später)
Besonderheiten:	HCG stimuliert über seine LH-Aktivität die Testosteronproduktion der Leydig-Zellen . Werte morgens 20% höher als abends. Falsch zu hohe Werte bei Erhöhung des für den Transport zuständigen Sexualhormon-bindenden Globulins (SHBG). Dieses bindet 98% des Testosterons
Indikation:	Funktionsstörungen der **Hoden**, Verdacht auf **Androgenmangel**

Thyreoidea stimulierendes Hormon (TSH) (Blut)

Aussage:	Erfassung von Störungen der Schilddrüsenregulierung durch die Hypophyse
normal:	Basal 0,1–3,5 mU/l; Säuglinge <20,0 mU/l
erhöht:	Blande Struma (Jodmangelstruma), primäre Hypothyreose mit oder ohne Struma, Autoimmunthyreoiditis mit hypothyreoter Stoffwechsellage, Z.n. ausgebrannter Thyreoiditis
vermindert:	Sekundäre Hypothyreose, Schilddrüsen-Autonomie (z.B. Adenome), Autoimmunthyreoiditis mit hyperthyreoter Stoffwechsellage (Morbus Basedow, initial bei Thyreoiditis de Quervain und Hashimoto), Suppressionstherapie
Präanalytik:	Beeinflussende Medikamente nach Möglichkeit mindestens 48 Stunden vor Blutentnahme absetzen

Material:	Serum	**Medium:**	Nativ
Volumen:	1 ml	**Transport:**	Frisch

Methode:	Immunoassay (RIA, EIA, LIA); Neugeborenenscreening: Probenahme durch Filterpapier, dann Immunoassay
Besonderheiten:	Synonym: Thyreotropin. Der TSH-Stimulationstest (siehe TRH-Test) ist nur in Zweifelsfällen grenzwertiger Basalwerte angezeigt
Indikation:	Funktionsstörungen der **Schilddrüse** (**Thyreoiditis**, **Euthyreose**, blande **Struma**, Struma nodosa, Struma diffusa, **Hyperthyreose**, **Hypothyreose**)

Thyroxin (gesamt) (T_4) (Blut)

Aussage:	Störungen bei Bildung des Komplexes aus dem großen Teil proteingebundenen (nicht stoffwechselaktiven) und dem kleinen Teil freien (stoffwechselaktiven) Schilddrüsenhormons
normal:	5–12 µg/dl = 64–154 nmol/l
erhöht:	Hyperthyreose (Morbus Basedow, Adenom, Thyreoiditis), Schwangerschaft, evtl. nach Jodbelastung, unter thyreosuppressiver Therapie
vermindert:	Hypothyreose, allgemeine Stoffwechselreduzierung, unter thyreostatischer Therapie
Präanalytik:	Stärkere körperliche Belastung (insbesondere bei Untrainierten) 24 Stunden vor Untersuchung vermeiden! Beeinflussende Medikamente nach Möglichkeit mindestens 48 Stunden vor Blutentnahme absetzen

Material:	Serum	**Medium:**	Nativ
Volumen:	1 ml	**Transport:**	Frisch
Methode:	Immunoassay (RIA, EIA, LIA)		

Besonderheiten:	Die Halbwertsseit beträgt 6–7 Tage. Eine isolierte Beurteilung ist wegen fehlender klinischer Relevanz nicht sinnvoll, da nur ein sehr kleiner Teil als freies T_4 stoffwechselaktiv ist. Es besteht eine Abhängigkeit von der Konzentration und Sättigung der Transportproteine. Gravidität, Ovulationshemmer und eine Dysproteinämie können zu erhöhten Werten führen
Indikation:	Funktionsstörungen der **Schilddrüse** (orientierende Information)

Thyroxin (frei) (fT_4) (Blut)

Aussage:	Erfassung von Störungen bei der Bildung des stoffwechselaktiven Anteils eines der beiden Schilddrüsenhormone
normal:	0,8–2 ng/dl = 10–25 pmol/l
erhöht:	Hyperthyreose (Morbus Basedow, Adenom, Thyreoiditis), nach Jodbelastung, unter thyreosuppressiver Therapie
vermindert:	Primäre, sekundäre oder iatrogene Hypothyreose
Präanalytik:	Beeinflussende Medikamente nach Möglichkeit mindestens 48 Stunden vor Blutentnahme absetzen

Material:	Serum	**Medium:**	Nativ
Volumen:	1 ml	**Transport:**	Frisch
Methode:	Immunoassay (RIA, EIA, LIA)		

Besonderheiten:	Im Gegensatz zu Gesamt-T_4 ist fT_4 unabhängig von der Konzentration und Sättigung der Transportproteine und vom Thyroxin-bindenden Globulin (TBG). Einflüsse sind durch Autoantikörper möglich. In Abhängigkeit vom Test sind Störungen durch Medikamente möglich
Indikation:	Funktionsstörungen der **Schilddrüse**

Thyroxin-bindendes Globulin (TBG) (Blut)

Aussage: Erfassung von Störungen der Bindungskonzentration bzw. Bindungskapazität für Thyroxin

normal: 1,3–3 mg/dl = 220–510 nmol/l

erhöht: Schwangerschaft, Östrogenbehandlung, Ovulationshemmer, familiäre Dysproteinämie

vermindert: Eiweißverlust (z.B. Nephrotisches Syndrom), Therapie mit Anabolika

Präanalytik: Beeinflussende Medikamente nach Möglichkeit mindestens 48 Stunden vor Blutentnahme absetzen

Material: Serum

Medium: Nativ

Volumen: 1 ml

Transport: Frisch

Methode: Immunoassay (RIA, LIA)

Besonderheiten: Die diagnostische Bewertung der Schilddrüsenfunktion ist nur als Quotient T_4/TGB sinnvoll. Dysproteinämien können zu erheblichen Fehlinterpretationen führen! Es kommt zu einer verminderten Bindungskapazität durch kompetitive Verdrängung (z.B. unter Therapie mit Sulfonamiden, Heparin, Salicylaten, Steroiden)

Indikation: **Struma maligna**, Auswirkung einer **Dysproteinämie** auf die hormonelle Funktion der **Schilddrüse**

Trijodthyronin (gesamt) (T_3) (Blut)

Aussage:	Störungen bei Bildung des Komplexes aus dem großen Teil proteingebundenen (nicht stoffwechselaktiven) und dem kleinen Teil freien (stoffwechselaktiven) Schilddrüsenhormons
normal:	80–200 ng/dl = 1,2–3 nmol/l
erhöht:	Hyperthyreose, initial unter thyreostatischer Therapie
vermindert:	Hypothyreose, allgemein reduzierter Stoffwechsel, „Low-T_3-Syndrom", thyreostatische Therapie
Präanalytik:	Beeinflussende Medikamente nach Möglichkeit mindestens 48 Stunden vor Blutentnahme absetzen

Material:	Serum	**Medium:**	Nativ
Volumen:	1 ml	**Transport:**	Frisch
Methode:	Immunoassay (RIA, EIA, LIA)		

Besonderheiten:	Die Halbwertszeit beträgt 1 Tag. Ovulationshemmer und Schwangerschaft können zu erhöhten Werten führen. Es besteht eine deutliche Beeinflussung durch den Allgemeinzustand; wegen der im Vergleich zum T_4 erheblich geringeren Bindung an Trägerproteine kommt es zu weniger starken Einflüssen durch Dysproteinämien
Indikation:	Funktionsstörungen der **Schilddrüse**, **Hyperthyreose**, Therapiekontrolle (Suppression, Substitution)

Trijodthyronin (frei) (fT_3) (Blut)

Aussage:	Erfassung von Störungen der Schilddrüse bei der Bildung des stoffwechselaktiven Anteils eines der beiden Schilddrüsenhormone
normal:	3–6 pg/ml = 4–9 pmol/l
erhöht:	Hyperthyreose (initial unter thyreostatischer Therapie)
vermindert:	Hypothyreose, allgemeine Stoffwechselreduzierung, „Low-T_3-Syndrom", thyreostatische Therapie
Präanalytik:	Beeinflussende Medikamente nach Möglichkeit mindestens 48 Stunden vor Blutentnahme absetzen

Material:	Serum	**Medium:**	Nativ
Volumen:	1 ml	**Transport:**	Frisch
Methode:	Immunoassay (RIA, EIA, LIA)		

Besonderheiten:	Wegen seiner vorwiegend intrazellulären Verteilung ist T_3 und insbesondere fT_3 sehr stark vom Allgemeinzustand abhängig. Im Gegensatz zum Gesamt-T_3 ist die Konzentration jedoch unabhängig von der Konzentration und Sättigung der Transportproteine. Störungen durch Autoantikörper sind möglich
Indikation:	Funktionsstörungen der **Schilddrüse**, **Hyperthyreose**

Vanillinmandelsäure (VMS) (Urin)

Aussage:	Abbauprodukt der Katecholamine; Anstieg bei Tumoren des sympathoadrenalen Systems
normal:	<7 mg = 7 µmol pro Tag
erhöht:	Phäochromozytom, Neuroblastom, Ganglioneurom, Streß (Reizung des Sympathikus), arterielle Hypertonie, Hypoglykämie
vermindert:	Nicht relevant
Präanalytik:	Testdurchführung nach Absetzen beeiflussender Medikamente (Phenothiazine, Theophyllin, Monoaminoxidase-Hemmer). Vermeiden von Kaffe, Käse, Nüssen, Zitrusfrüchten, Bananen, Vanille für mindestens 5 Tage

Material:	Probe des 24-Stunden-Urins	**Medium:**	5%ige HCl
Volumen:	20 ml	**Transport:**	Gekühlt, 24-Stunden-Menge angeben

Methode:	Chromatographie (HPLC der 3-Methoxi-4-hydroximandelsäure)
Besonderheiten:	Störungen der Bestimmung durch Tetracycline und Nalidixinsäure.
Indikation:	Verdacht auf **Phäochromozytom** oder **Neuroblastom**

Wachstumshormon (HGH) (Blut)

Aussage:	Erfassung von Störungen der Wachstumhormon-Sekretion des Hypophysenvorderlappens
normal:	Basalwert: <4 ng/ml = <0,2 nmol/l, nach Stimulation: 10–40 ng/ml = 0,5–1,8 nmol/l
erhöht:	Hypothalamisch-hypophysärer Großwuchs (idiopathisch, HVL-Adenom), Akromegalie
vermindert:	Hypothalamisch-hypophysärer Minderwuchs (idiopathisch, HVL-Insuffizienz, Rezeptordefekt)
Präanalytik:	Wegen des Tagesrhythmus muß die Blutentnahme der Vergleichbarkeit halber stets morgens zwischen 8 und 9 Uhr erfolgen
Material:	Serum
Medium:	Nativ
Volumen:	1 ml
Transport:	Tiefgefroren
Methode:	Immunoassay (RIA); Stimulation: Hypoglykämie, Arginin, Growth Hormone Releasing Hormone (GHRH); Suppression: oraler Glucosetoleranztest (oGTT)
Besonderheiten:	Synonyme: Somatotropin, somatotropes Hormon (STH), human growth hormone (HGH). Jeder Einfluß von Streß ist sowohl vor den Basalwerten als auch während des Stimulationstests zu vermeiden
Indikation:	**Akromegalie, Minderwuchs**

Tumormarker

Calcitonin (HCT) (Blut)

Aussage:	Tumormarker mit hoher Spezifität für C-Zell-Karzinome der Schilddrüse
normal:	<100 ng/l = 28 pmol/l
erhöht:	Medulläres Schilddrüsen-Karzinom, C-Zell-Hyperplasie
vermindert:	Nicht relevant
Präanalytik:	Blutentnahme morgens nüchtern

Material:	Serum (Plasma)	**Medium:**	Nativ
Volumen:	1 ml	**Transport:**	Tiefgekühlt (mind. –20°C)
Methode:	Immunoassay (RIA), Pentagastrin-Stimulation (6 µg/kg s.c.)		

Besonderheiten:	Synonym: Thyreocalcitonin. Durch Pentagastrin-Stimulation wird normalerweise ein Calcitonin-Anstieg bis 300 ng/l(= 84 pmol/l) erreicht, der beim C-Zell-Karzinom erheblich überschritten wird
Indikation:	Verdacht auf **Schilddrüsenkarzinom (C-Zell-Karzinom)**

Carbohydrate Antigen 125 (Ca 125) (Blut)

Aussage:	Tumormarker mit eingeschränkter Spezifität für Ovarialkarzinome
normal:	<30 E/ml
erhöht:	Serös-papilläre, mukinöse, undifferenzierte und endometriotide Ovarialkarzinome, gelegentlich auch bei exokrinem Pankreaskarzinom
vermindert:	Nicht relevant
Präanalytik:	Keine Besonderheiten

Material:	Serum (Plasma)	**Medium:**	Nativ
Volumen:	1 ml	**Transport:**	Frisch
Methode:	Immunoassay (RIA, EIA)		

Besonderheiten:	Leichte Erhöhungen bei Schwangeren und Leberzirrhose. Nicht zur Erstdiagnostik oder als Suchtest geeignet!
Indikation:	Verlaufskontrolle und Rezidiv-Früherkennung des **Ovarialkarzinoms**

Carbohydrate Antigen 19-9 (Ca 19-9) (Blut)

Aussage:	Tumormarker mit eingeschränkter Spezifität für gastrointestinale Tumoren
normal:	<30 E/ml
erhöht:	Exkretorisches Pankreaskarzinom, hepato-biliäres Karzinom, Magenkarzinom, (leichte Erhöhungen jedoch auch bei Diabetes mellitus, chronischer Pankreatitis, Mukoviszidose)
vermindert:	Nicht relevant
Präanalytik:	Keine Besonderheiten

Material:	Serum (Plasma)	**Medium:**	Nativ
Volumen:	1 ml	**Transport:**	Frisch
Methode:	Immunoassay (RIA, ELISA)		

Besonderheiten:	Nicht als Suchtest geeignet! Sinnvolle Kombination mit CEA (Kombination hat eine Sensitivität von 90%)
Indikation:	Verlaufskontrolle und Rezidiv-Früherkennung des **Pankreaskarzinoms** und gastrointestinaler Tumoren

Carbohydrate Antigen 15-3 (Ca 15-3) (Blut)

Aussage:	Tumormarker mit eingeschränkter Spezifität für Mammakarzinom
normal:	<30 E/ml
erhöht:	Mammakarzinom, gelegentlich auch Ovarialkarzinom
vermindert:	Nicht relevant
Präanalytik:	Keine Besonderheiten

Material:	Serum (Plasma)	**Medium:**	Nativ
Volumen:	1 ml	**Transport:**	Frisch
Methode:	Immunoassay (RIA)		

Besonderheiten:	Nicht als Suchtest geeignet.
Indikation:	Verlaufskontrolle und Rezidiv-Früherkennung des **Mammakarzinoms**

Carcinoembryonales Antigen (CEA) (Blut)

Aussage: Onkofetaler Tumormarker mit eingeschränkter Spezifität für kolorektale Karzinome

normal: Unter 3 µg/l (bei starken Rauchern bis zu 10 µg/l)

erhöht: Gastrointestinales Karzinom (besonders kolorektales Karzinom), medulläres Schilddrüsen-Karzinom, Mammakarzinom, Pankreaskarzinom

vermindert: Nicht relevant

Präanalytik: Keine Besonderheiten

Material: Serum (Plasma)

Medium: Nativ

Volumen: 1 ml

Transport: Frisch

Methode: Immunoassay (RIA, EIA)

Besonderheiten: Nicht als Suchtest geeignet. Sinnvoll ist eine ergänzende Kombination mit CA 19-9

Indikation: Verlaufskontrolle und Rezidiv-Früherkennung des **Kolorektal-Karzinoms** und **gastrointestinaler Tumoren**

Choriongonadotropin (HCG) (Blut)

Aussage:	Tumormarker mit eingeschränkter Spezifität für Gonaden-Tumoren und extragonadale Keimzelltumoren
normal:	<10 IU/l
erhöht:	Keimzelltumoren (Hoden, Ovar), extragonadale Keimzell-Tumoren, Frühschwangerschaft, Extrauteringravidität, Abort, Trophoblasttumoren (Blasenmole, Chorionepitheliom)
vermindert:	Intrauteriner Fruchttod (relativ), gestörte Schwangerschaft
Präanalytik:	Blutentnahme morgens nüchtern

Material:	Serum (Plasma)	**Medium:**	Nativ
Volumen:	1 ml	**Transport:**	Frisch
Methode:	Immunoassay (RIA, EIA)		

Besonderheiten:	Es handelt sich um die β-Untereinheit (HCG-β)des plazentaren Gonadotropins (80% Übereinstimmung mit LH). Physiologischer Anstieg bereits ab der 2. SSW (Maximum ca. 200.000 U/l im 3. Monat). Nicht als Suchtest geeignet
Indikation:	Verlaufskontrolle und Rezidiv-Früherkennung von **Hodentumoren** und **Ovarialtumoren**

α-Fetoprotein (AFP) (Blut)

Aussage:	Onkofetaler Tumormarker mit eingeschränkter Spezifität für das primäre Leberzellkarzinom
normal:	<20 μg/l
erhöht:	Primäres Leberzellkarzinom, Lebermetastasen, Hodentumoren, Ovartumoren, Gastrointestinal-Erkrankungen, Mißbildungen von Feten (z.B. Spina bifida, Anenzephalie)
vermindert:	Nicht relevant
Präanalytik:	Keine Besonderheiten

Material:	Serum	**Medium:**	Nativ
Volumen:	2 ml	**Transport:**	Frisch
Methode:	Immunoassay (RIA, EIA)		

Besonderheiten:	Kein Suchtest! Nur zur Verlaufskontrolle geeignet. Nach Frischzell-Therapie kann es infolge Antikörperbildung zu falsch positiven Ergebnissen kommen. Bei Tumorverdacht Schwangerschaft ausschließen! In der Gravidität (30–35. SSW) können die Werte bis zu 400 μg/l betragen.
Indikation:	Diagnostik, Verlaufskontrolle und Rezidiv-Früherkennung des primären **Leberzellkarzinoms, Hodentumor**, **Ovarialtumor**

β_2-Mikroglobulin (β_2-M) (Blut)

Aussage:	Tumormarker mit eingeschränkter Spezifität für Erkrankungen des lymphatischen Systems
normal:	1,0–2,5 mg/l
erhöht:	Lymphoide Tumoren (Hodgkin-Lymphome, Non-Hodgkin-Lymphome, Plasmozytome), gastrointestinale Tumoren, glomeruläre Nierenfunktionsstörungen
vermindert:	Nicht relevant
Präanalytik:	Keine Besonderheiten

Material:	Serum (Plasma)	**Medium:**	Nativ
Volumen:	1 ml	**Transport:**	Frisch
Methode:	Immunoassay (RIA, ELISA)		

Besonderheiten:	Nur zur Verlaufs- und Therapiekontrolle geeignet. Wegen des Einflusses postoperativer Entzündungsprozesse nicht bei der Primärdiagnostik verwertbar. β_2-M wird glomerulär filtriert und tubulär rückresorbiert, weswegen es auch bei simultaner Bestimmung im Urin zur Erfassung tubulärer Nierenschäden herangezogen werden kann
Indikation:	Verdacht auf **Hodgkin-Lymphom** und **Non-Hodgkin-Lymphom**

Östrogen-Rezeptoren (Gewebe)

Aussage:	Tumormarker für einen Östrogen-Rezeptor-Komplex in Tumorgeweben
normal:	<10 fmol/mg Protein
erhöht:	Steroidhormon-beeinflußte Tumoren (Mamma-, Ovarial-, Prostatakarzinom)
vermindert:	Nicht relevant
Präanalytik:	Probeexzision mit Sicherstellung von Tumorgewebe; Aufbewahrung in flüssigem Stickstoff

Material:	Gewebe	**Medium:**	Tiefgkühlt
Volumen:	0,5 g	**Transport:**	Histologische Aufbereitung

Methode:	a) Radioligandenassay (DCC-Methode = dextran coated charcoal) b) Enzymimmunoassay
Besonderheiten:	Nachweis vor allem als Auskunft über die Erfolgsaussichten einer kontrasexuellen Hormonbehandlung sinnvoll
Indikation:	Verlaufskontrolle und Rezidiv-Früherkennung bei kontrasexueller Hormonbehandlung eines **Mammakarzinoms**, **Ovarialkarzinoms** oder **Prostatakarzinoms**

Progesteron-Rezeptoren (Gewebe)

Aussage:	Tumormarker für einen Progesteron-Rezeptor-Komplex in Tumorgeweben
normal:	<20 fmol/mg Protein
erhöht:	Steroidhormon-beeinflußte Tumoren (Mamma-, Ovarial-, Prostatakarzinom)
vermindert:	Nicht relevant
Präanalytik:	Probeexzision mit Sicherstellung von Tumorgewebe; Aufbewahrung in flüssigem Stickstoff

Material:	Gewebe	**Medium:**	Tiefgefroren
Volumen:	0,5 g	**Transport:**	Histologische Aufbereitung

Methode:	a) Radioligandenassay (DCC-Methode = dextran coated charcoal) b) Enzymimmunoassay
Besonderheiten:	Nachweis vor allem als Auskunft über die Erfolgsaussichten einer kontrasexuellen Hormonbehandlung sinnvoll
Indikation:	Verlaufskontrolle und Rezidiv-Früherkennung bei kontrasexueller Hormonbehandlung eines **Mammakarzinoms**, **Ovarialkarzinoms** oder **Prostatakarzinoms**

Prostata-saure Phosphatase (PAP) (Blut)

Aussage:	Tumormarker mit eingeschränkter Spezifität für Prostatakarzinome
normal:	<2 ng/ml
erhöht:	Prostatakarzinom, Manipulation der Prostata
vermindert:	Nicht relevant
Präanalytik:	Ausreichender zeitlicher Abstand nach palpatorischen, endoskopischen oder chirurgischen Eingriffen an der Prostata

Material:	Serum	**Medium:**	Nativ
Volumen:	1 ml	**Transport:**	Frisch
Methode:	Immunoassays (z.B. EIA)		

Besonderheiten:	Es handelt sich um das Isoenzym 2 der gesamt-sauren Phosphatase. Manipulationen an der Prostata führen bereits zu einer Erhöhung der PAP. Die Bestimmung darf daher frühestens 48 Stunden danach erfolgen
Indikation:	Diagnostik, Verlaufskontrolle und Rezidiv-Früherkennung von **Prostatatumoren**

Prostata-spezifisches Antigen (PSA) (Blut)

Aussage:	Tumormarker mit hoher Spezifität für Prostata-Tumoren
normal:	<1,8 ng/ml
erhöht:	Prostata-Adenome und -Karzinome
vermindert:	Nicht relevant
Präanalytik:	Ausreichender zeitlicher Abstand nach palpatorischen, endoskopischen oder chirurgischen Eingriffen an der Prostata

Material:	Serum (Plasma)	**Medium:**	Nativ
Volumen:	1 ml	**Transport:**	Frisch
Methode:	Immunoassay (RIA, EIA)		

Besonderheiten:	Eine Differenzierung zwischen benignen und malignen Tumoren ist nur in sehr fortgeschrittenem Stadium möglich. Da die Prostata-saure Phosphatase (PAP) und PSA voneinander unabhängig gebildet werden, empfiehlt sich eine Kombination beider Tests
Indikation:	Früherkennung und Verlaufskontrolle von **Prostatatumoren**

Thyreoglobulin (Blut)

Aussage: Tumormarker mit hoher Spezifität für differenzierte Schilddrüsenkarzinome

normal: <50 µg/l (altersabhängig)

erhöht: Schilddrüsenkarzinome (persistierend hohe Werte nach Operation oder Radiojod-Therapie weisen auf eine Metastasierung hin!), leichte Erhöhung auch bei Hyperthyreose, Struma nodosa, T_3-Medikation

vermindert: Hypothyreose, nach Thyreoidektomie (dann sollte kein Thyreoglobulin mehr nachweisbar sein)

Präanalytik: Keine Besonderheiten

Material:	Serum (Plasma)	**Medium:**	Nativ
Volumen:	1 ml	**Transport:**	Frisch
Methode:	Immunoassay (RIA)		

Besonderheiten: Störungen durch Autoantikörper gegen Thyreoglobulin führen zu falsch negativen Werten. Ergänzend ist die Bestimmung der Antikörper angezeigt. Die Bestimmung unter thyreosuppressiver Therapie ist nicht sinnvoll

Indikation: Verdacht auf **Schilddrüsenkarzinom**

Tissue Polypeptide Antigen (TPA) (Blut)

Aussage:	Unspezifischer Tumormarker für proliferative Tumoren
normal:	<100 U/l
erhöht:	Nahezu alle Malignome (mit unterschiedlicher diagnostischer Sensitivität), Leberzirrhose, entzündliche Prozesse
vermindert:	Nicht relevant
Präanalytik:	Keine Besonderheiten

Material:	Serum (Plasma)	**Medium:**	Nativ
Volumen:	1 ml	**Transport:**	Frisch
Methode:	Immunoassay (RIA, EIA)		

Besonderheiten:	Für die Früh- oder Primärdiagnostik ist die TPA-Bestimmung nicht geeignet, wohl aber zur Erkennung von Metastasierungen
Indikation:	Verlaufskontrolle und Rezidiv-Früherkennung **proliferativer Tumoren**

Medikamente
(Drug Monitoring)

Amikacin (Blut)

Aussage:	Erfassung des Pharmakaspiegels unter der antibiotischen Therapie insbesondere bei Infektionen mit gramnegativen Bakterien
normal:	Therapeutischer Bereich: Basis: <5 mg/l, Peak: 15–25 mg/l
erhöht:	Überdosierung (führt durch Akkumulation vor allem zu Nephrotoxizität)
vermindert:	Unterdosierung
Präanalytik:	Blutentnahme unmittelbar vor (Basis) und 30 Minuten nach (Peak) intravenöser Infusion (60 Minuten nach intramuskulärer Gabe)

Material:	Serum	**Medium:**	Nativ
Volumen:	1 ml	**Transport:**	Eingefroren (mind. -2°C)
Methode:	Immunoassay (z.B. FIA)		

Besonderheiten:	Halbwertszeit 2–4 Stunden.
Indikation:	Therapieüberwachung von **Infektionen** mit Aminoglykosid-**Antibiotika**

Barbiturate (Blut)

Aussage: Erfassung des Pharmakaspiegels unter der Therapie mit hypnotisch und sedativ wirkenden Derivaten der Barbitursäure

normal: Negativ (sofern keine antiepileptische Therapie mit Phenobarbital)

erhöht: Überdosierung des Schlafmittels (akzidentell, suizidal): nach Rauschstadium Übergang in Somnolenz und Koma (Areflexie), Atemdepression, Atemstillstand

vermindert: Nicht relevant

Präanalytik: Keine Besonderheiten

Material: Serum

Medium: Nativ

Volumen: 1 ml

Transport: Frisch

Methode: Immunoassay (qualitativ-toxikologischer EMIT-Test = Enzyme Multiplied Immunoassay Technique)

Besonderheiten: Die Nachweisgrenze liegt für Serum bei 6 mg/l (Secobarbital). Kumulationsgefahr! Die Ausscheidung erfolgt sehr langsam

Indikation: Toxikologischer Nachweis bei Verdacht auf Überdosierung von **Hypnotika** oder **Sedativa**, Therapieüberwachung

Barbiturate (Urin)

Aussage:	Nachweis der hypnotisch und sedativ wirkenden Derivate der Barbitursäure		
normal:	Negativ (sofern keine antiepileptische Therapie mit Phenobarbital)		
erhöht:	Überdosierung des Schlafmittels (akzidentell, suizidal): nach Rauschstadium Übergang in Somnolenz und Koma (Areflexie), Atemdepression, Atemstillstand		
vermindert:	Nicht relevant		
Präanalytik:	Keine Besonderheiten		
Material:	Urin	**Medium:**	Nativ
Volumen:	5 ml	**Transport:**	Frisch
Methode:	Immunoassay (qualitativ-toxikologischer EMIT-Test = Enzyme Multiplied Immunoassay Technique)		
Besonderheiten:	Die Nachweisgrenze liegt für Urin bei 0,5 mg/l (Secobarbital). Kumulationsgefahr! Die Ausscheidung erfolgt sehr langsam		
Indikation:	Toxikologischer Nachweis bei Verdacht auf Überdosierung von **Hypnotika** oder **Sedativa**		

Carbamazepin (Blut)

Aussage:	Erfassung des Pharmakaspiegels unter der Therapie mit Antiepileptika bzw. Neuroanalgetika (Tegretal, Timonil, Dibenzazepin)
normal:	Therapeutischer Bereich: 8–12 mg/l; toxischer Bereich: >12 mg/l
erhöht:	Überdosierung
vermindert:	Unterdosierung
Präanalytik:	Blutentnahmen unmittelbar vor und 6–18 Stunden nach Verabreichung

Material:	Serum	**Medium:**	Nativ
Volumen:	1 ml	**Transport:**	Frisch
Methode:	Immunoassay (z.B. FIA)		

Besonderheiten:	Halbwertszeit 10–25 Stunden. Bei Kombinationstherapie mit anderen Antikonvulsiva (z.B. Phenytoin oder Primidon) können zu tiefe Werte erhalten werden. Häufige Kontrollen erforderlich!
Indikation:	Überwachung der **Epilepsie**-Therapie mit **Antiepileptika** und **Neuroanalgetika**

Chinidin (Blut)

Aussage:	Erfassung des Pharmakaspiegels unter der Therapie atrialer und ventrikulärer Herzrhythmusstörungen
normal:	Therapeutischer Bereich: 2–5 mg/l; toxischer Bereich: >10 mg/l
erhöht:	Überdosierung (herabgesetzte Elimination durch chronische Lebererkrankungen oder Herzinsuffizienz)
vermindert:	Unterdosierung
Präanalytik:	Blutentnahmen unmittelbar vor und 1 Stunde (bei Retard-Präparaten 8 Stunden) nach Verabreichung

Material:	Serum	**Medium:**	Nativ
Volumen:	1 ml	**Transport:**	Frisch
Methode:	Immunoassay (z.B. FIA)		

Besonderheiten:	Halbwertszeit ca. 6 Stunden.
Indikation:	Therapiekontrolle bei Behandlung von **Herzrhythmusstörungen** mit **Antiarrhythmika**

Ciclosporin (Blut)

Aussage:	Erfassung des Pharmakaspiegels unter immunsuppressiver Therapie zur Prophylaxe einer Transplantat-Abstoßung
normal:	Therapeutischer Bereich: 60–150 ng/ml
erhöht:	Überdosierung (erhöhte Gefahr von Infektionen, nephro-, hepato- und neurologische Organtoxizität)
vermindert:	Unterdosierung
Präanalytik:	Keine Besonderheiten

Material:	Serum (Plasma)	**Medium:**	EDTA
Volumen:	2 ml	**Transport:**	Frisch
Methode:	Immunoassay (RIA)		

Besonderheiten:	Initial ist eine 12stündige Kontrolle sinnvoll
Indikation:	Kontrolle der Therapie mit **Immunsuppressiva**

Digitoxin (Blut)

Aussage:	Erfassung des Pharmakaspiegels unter der Therapie von Herzrhythmusstörungen mit Digitalisglykosiden
normal:	Therapeutischer Bereich: 12–25 µg/l, toxischer Bereich: >35 µg/l
erhöht:	Überdosierung, Kumulation bei Niereninsuffizienz
vermindert:	Unterdosierung
Präanalytik:	Blutentnahme frühestens 8 Stunden nach Einnahme

Material:	Serum	**Medium:**	Nativ
Volumen:	1 ml	**Transport:**	Frisch
Methode:	Immunoassay (RIA, EIA)		

Besonderheiten:	Halbwertszeit 6–7 Tage. Wird teilweise über die Leber metabolisiert und eliminiert und ist daher bei Niereninsuffizienz geeigneter als Digoxin
Indikation:	Therapiekontrolle von **Herzrhythmusstörungen**

Digoxin (Blut)

Aussage:	Erfassung des Pharmakaspiegels unter der Therapie von Herzrhythmusstörungen mit Digitalisglykosiden
normal:	Therapeutischer Bereich: 0,9–2,0 µg/l, toxischer Bereich: >2,2 µg/l
erhöht:	Überdosierung (Hypokaliämie und Hypomagnesiämie, Hyperkalzämie), Kumulation bei Niereninsuffizienz
vermindert:	Unterdosierung
Präanalytik:	Blutentnahme frühestens 6–8 Stunden nach Verabreichung

Material:	Serum	**Medium:**	Nativ
Volumen:	1 ml	**Transport:**	Frisch
Methode:	Immunoassay (RIA, EIA)		

Besonderheiten:	Spironolactone bewirken falsch erhöhte Werte. Starke Abhängigkeit von der Nierenfunktion (überwiegend renale Elimination); daher bei Nierensuffizienz nicht geeignet
Indikation:	Therapiekontrolle von **Herzrhythmusstörungen**

Ethosuximid (Blut)

Aussage:	Erfassung des Pharmakaspiegels unter antiepileptischer Therapie (z.B. Petnidan, Pyknolepsinum)
normal:	Therapeutischer Bereich: 40–100 mg/l, toxischer Bereich: >150 mg/l
erhöht:	Überdosierung (relativ geringe Toxizität)
vermindert:	Unterdosierung
Präanalytik:	Keine Besonderheiten

Material:	Serum (Plasma)	**Medium:**	Nativ
Volumen:	1 ml	**Transport:**	Frisch
Methode:	Immunoassay (z.B. FIA)		

Besonderheiten:	Die Halbwertszeit beträgt bei Erwachsenen ca. 5 Tage, bei Kindern ca. 2–3 Tage
Indikation:	Therapieüberwachung der **Epilepsie**

Gentamicin (Blut)

Aussage:	Erfassung des Pharmakaspiegels unter antibiotischer Therapie insbesondere von Infektionen mit gramnegativen Bakterien
normal:	Therapeutischer Bereich: Basis: <2 mg/l, Peak: 5–12 mg/l
erhöht:	Überdosierung (führt durch Akkumulation vor allem zu Nephrotoxizität)
vermindert:	Unterdosierung
Präanalytik:	Blutentnahme unmittelbar vor (Basis) und 30–60 Minuten nach (Peak) der Verabreichung

Material:	Serum	**Medium:**	Nativ
Volumen:	1 ml	**Transport:**	Eingefroren (mind. -20°C)
Methode:	Immunoassay (FIA)		

Besonderheiten:	Halbwertszeit 2–4 Stunden. In-vitro-Interferenz durch hohe Penicillin- bzw. Cephalosporin-Konzentrationen
Indikation:	Therapieüberwachung von **Infektionen** mit Aminoglykosid-**Antibiotika**

Lithium (Li) (Blut)

Aussage:	Erfassung des Pharmakaspiegels unter der Therapie manisch-depressiver Zustände
normal:	Therapeutischer Bereich: 0,3–1,3 mmol/l, toxischer Bereich: >1,5 mmol/l
erhöht:	Überdosierung (Muskelzuckungen, Ataxie und Schläfrigkeit, ab 3 mmol/l Krämpfe und komatöse Zustände)
vermindert:	Unterdosierung
Präanalytik:	Blutentnahme 12 Stunden nach Verabreichung

Material:	Serum	**Medium:**	Nativ
Volumen:	1 ml	**Transport:**	Frisch

Methode:	a) Atomabsorptionsspektralphotometrie (AAS) b) Flammenphotometrie
Besonderheiten:	Halbwertszeit 24 Stunden. Keine Metabolisierung! Große Schwankungen auch bei normaler Nierenfunktion (renale Elimination abhängig vom Na-Angebot)
Indikation:	Therapieüberwachung manischer **Depressionen**

Methotrexat (Blut)

Aussage:	Erfassung des Pharmakaspiegels unter der zytostatischen Therapie maligner Tumoren
normal:	Therapeutischer Bereich: nach 1 Tag: <10 µmol/l, nach 2 Tagen.: 1 µmol/l; nach 3 Tagen: 0,1 µmol/l
erhöht:	Überdosierung (Toxizität abhängig von der Dauer der Überschreitung)
vermindert:	Unterdosierung
Präanalytik:	Blutentnahme 24, 48 und 72 Stunden nach Beginn der Infusionstherapie

Material:	Serum	**Medium:**	Nativ
Volumen:	1 ml	**Transport:**	Frisch
Methode:	Immunoassay (z.B. FIA)		

Besonderheiten:	Halbwertszeiten zwischen 2 und 10 Stunden (biexponentiell). Antidot bei Überdosierung: Citrovorumfaktor (Leucovorin)
Indikation:	Therapieüberwachung maligner **Tumoren** mit **Zytostatika**

Opiate (Urin)

Aussage:	Erfassung der Urinausscheidung nach opiathaltiger Rauschgifteinnahme oder nach entsprechender analgetischer Therapie (z.B. Morphin, Codein)
normal:	Negativ (sofern keine analgetische Therapie)
erhöht:	Überdosierung (akzidentell, suizidal) bei analgetischer Therapie, Einnahme von Opiaten als Rauschmittel (Miosis, reflexloses Koma, zentral/periphere Atemlähmung)
vermindert:	Nicht relevant
Präanalytik:	Keine Besonderheiten

Material:	Spontanurin	**Medium:**	Nativ
Volumen:	5 ml	**Transport:**	Frisch

Methode:	Immunoassay (qualitativ-toxikologischer EMIT-Test = Enzyme Multiplied Immunoassay Technique)
Besonderheiten:	Die Nachweisgrenze liegt bei 0,5 mg/l (Morphin)
Indikation:	Toxikologischer Nachweis bei Verdacht auf Einnahme von **Opiaten**

Phenobarbital (Blut)

Aussage:	Erfassung des Pharmakaspiegels unter antikonvulsiver Therapie (z.B. Luminal, Phenaemal)
normal:	Therpeutischer Bereich: 15–40 mg/l (obere Grenze sehr individuell)
erhöht:	Überdosierung (obere Grenze durch Toleranzentwicklung stark variabel, Valproat steigert die Toxizität)
vermindert:	Unterdosierung
Präanalytik:	Keine Besonderheiten

Material:	Serum (Plasma)	**Medium:**	Nativ
Volumen:	1 ml	**Transport:**	Frisch
Methode:	Immunoassay (z.B. FIA)		

Besonderheiten:	Halbwertszeit 2–5 Tage. Erhöhte Werte bei der Kombination mit anderen Antiepileptika (Phenytoin oder Valproinsäure)
Indikation:	Therapieüberwachung von **Krämpfen** mit **Antikonvulsiva**

Phenytoin (Blut)

Aussage:	Erfassung des Pharmakaspiegels unter antikonvulsiver Therapie mit Hydantoinen (z.B. Zentropil, Phenhydran)
normal:	Therapeutischer Bereich: 10–20 mg/l, toxischer Bereich: >30 mg/l
erhöht:	Überdosierung (anfallsfördernde Wirkung, Kumulation bei chronischen Leberparenchymschäden)
vermindert:	Unterdosierung
Präanalytik:	Keine Besonderheiten
Material:	Serum (Plasma) — **Medium:** Nativ
Volumen:	1 ml — **Transport:** Frisch
Methode:	Immunoassay (z.B. FIA)
Besonderheiten:	Synonym: Diphenylhydantoin. Halbwertszeit 12–36 Stunden. Interaktionen mit anderen Antiepileptika möglich! Es besteht eine nichtlineare Pharmakokinetik, weswegen zur Vermeidung einer Intoxikation häufige Kontrollen notwendig sind
Indikation:	Therapieüberwachung von **Krämpfen** mit **Antikonvulsiva**

Primidon (Blut)

Aussage:	Erfassung des Pharmakaspiegels unter antikonvulsiver Therapie (z.B. Liskantin, Mylepsinum, Resimatil)
normal:	Therapeutischer Bereich: 5–15 mg/l, toxischer Bereich: >15 mg/l
erhöht:	Überdosierung bei Monotherapie oder Kombination mit anderen Antikonvulsiva
vermindert:	Unterdosierung
Präanalytik:	Blutentnahme zur Beurteilung des Minimums unmittelbar vor Einnahme, des Maximums ca. 5 Stunden nach der Einnahme

Material:	Serum (Plasma)	**Medium:**	Nativ
Volumen:	1 ml	**Transport:**	Frisch
Methode:	Immunoassay (z.B. FIA)		

Besonderheiten:	Halbwertszeit 3–12 Stunden. Sinnvoll ist die zusätzliche Bestimmung von Phenobarbital als wirksamstem Metabolit. Interaktion mit anderen Antiepileptika sind möglich!
Indikation:	Therapieüberwachung von **Krämpfen** mit **Antikonvulsiva**

Salicylat (Blut)

Aussage:	Erfassung des Pharmakaspiegels unter analgetischer, antiphlogistischer und antikoagulativer Therapie mit Acetylsalicylsäure
normal:	Therapeutischer Bereich: 150–300 mg/l (antiphlogistisch); >300 mg/l (analgetisch)
erhöht:	Überdosierung (Hyperventilation, Verwirrtheit, Ohrensausen)
vermindert:	Unterdosierung
Präanalytik:	Keine Besonderheiten

Material:	Serum (Plasma)	**Medium:**	Nativ
Volumen:	1 ml	**Transport:**	Frisch
Methode:	Photometrie		

Besonderheiten:	Bekannte Pharmaka dieser Gruppe: Aspirin, Colfarit und Alka-Seltzer. Dosierungen über 10 g können bereits letal sein. Bestimmung nicht zur Überprüfung der antikoagulatorischen Wirkung geeignet
Indikation:	Toxikologischer Nachweis bei Verdacht auf **Acetylsalicylsäure-Überdosierung,** Therapieüberwachung

Theophyllin (Blut)

Aussage:	Erfassung des Pharmakaspiegels unter vaso- und bronchodilatierender Therapie bei Atemwegsobstruktionen
normal:	Therapeutischer Bereich: 8–20 mg/l, toxischer Bereich: über 25 mg/l
erhöht:	Überdosierung (bei Herzinsuffizienz, Leberzirrhose und viralen Atemwegsinfekten steigt die Toxizität infolge einer herabgesetzten Clearance (Kumulation) bzw. erhöhter Sensibilität)
vermindert:	Unterdosierung
Präanalytik:	Blutentnahme ca. 1 Stunde (bei Retard-Präparaten 4 Stunden) nach Verabreichung

Material:	Serum (Plasma)	**Medium:**	Nativ
Volumen:	1 ml	**Transport:**	Frisch
Methode:	Immunoassay (z.B. FIA)		

Besonderheiten:	Halbwertszeit 3–12 Stunden. Individuelle, nicht immer lineare Pharmakokinetik. Interaktionen mit Medikamenten (z.B. Erythromycin, Cimetidin, Allopurinol) infolge einer verminderten hepatischen Clearance
Indikation:	Therapieüberwachung von **Atemwegsobstruktionen** mit **Vasodilatatoren** bzw. **Bronchodilatatoren**

Tobramycin (Blut)

Aussage: Erfassung des Pharmakaspiegels unter antibiotischer Therapie insbesondere bei Infektionen mit gramnegativen Bakterien

normal: Therapeutischer Bereich: Basis: <2 mg/l, Peak: 5–12 mg/l

erhöht: Überdosierung (führt durch Akkumulation vor allem zu Nephrotoxizität)

vermindert: Unterdosierung

Präanalytik: Blutentnahme unmittelbar vor (Basis) und 30 Minuten nach (Peak) intravenöse Gabe (60 Minuten nach intramuskulärer Gabe)

Material: Serum

Medium: Nativ

Volumen: 1 ml

Transport: Eingefroren (mind. -20°C)

Methode: Immunoassay (z.B. FIA)

Besonderheiten: Halbwertszeit 2–4 Stunden.

Indikation: Therapieüberwachung von **Infektionen** mit **Antibiotika**

Valproinsäure (Blut)

Aussage: Erfassung des Pharmakaspiegels unter antiepileptischer Therapie

normal: Therapeutischer Bereich: 50–100 mg/l

erhöht: Überdosierung (Nebenwirkungen nicht bekannt)

vermindert: Unterdosierung

Präanalytik: Blutentnahme 1–4 Stunden nach Einnahme

Material: Serum (Plasma)

Medium: Nativ

Volumen: 1 ml

Transport: Frisch

Methode: Immunoassay (FIA)

Besonderheiten: Halbwertszeit 8–15 Stunden. Valproinsäure hemmt die Phenobarbital-Ausscheidung. Wegen fehlender Nebenwirkungen ist die Bestimmung vorwiegend zur Beurteilung der Patienten-Compliance indiziert.

Indikation: Therapieüberwachung der **Epilepsie**

Besondere Untersuchungen

Alkohol (Blut)

Aussage:	Erfassung des Parameters im Serum und daraus annäherungsweise Rekonstruktion der Blutalkoholkonzentration zur Beurteilung psychomotorischer Störungen
normal:	Nicht nachweisbar (<0,8 Promille = gesetzlich festgelegte Grenze der Fahrtauglichkeit in der BRD)
erhöht:	Nach Alkoholeinnahme (bei 70 kg KG mehr als 35 g Alkohol)
vermindert:	Nicht relevant
Präanalytik:	Keine Besonderheiten

Material:	Serum (Plasma)	**Medium:**	Nativ
Volumen:	1 ml	**Transport:**	Eilig
Methode:	Enzymatisch (ADH), Photometrie		

Besonderheiten:	Um von Serumalkohol auf angenäherte Blutalkoholkonzentrationen (BAK) schließen zu können, müssen die ermittelten Serumwerte durch 1,2 dividiert werden. Die Ergebnisse sind nicht für forensische Zwecke geeignet, da sie die korpuskuläre Alkoholkonzentration nicht berücksichtigen
Indikation:	Toxikologischer Nachweis bei Verdacht auf **Alkoholabusus**

Aluminium (Al) (Blut)

Aussage:	Für den Menschen nicht-essentielles Spurenelement, das bei Dialysepatienten zu Enzephalo- und Osteopathien führen kann
normal:	<5 µg/l = <185 nmol/l
erhöht:	Kumulation bei terminaler Niereninsuffizienz während der Dialysebehandlung (Phosphatbinder) führt zu Osteo-, Myo- und Enzephalopathien
vermindert:	Nicht relevant
Präanalytik:	Keine Besonderheiten

Material:	Serum	**Medium:**	Kontaminationsfrei
Volumen:	2 ml	**Transport:**	Kein Glas
Methode:	Atomabsorptionsspektrometrie (AAS)		

Besonderheiten:	Vorsicht vor Kontamination, da in der Regel hohe Allgegenwärtigkeitskonzentrationen vorhanden sind! Keine Glasgefäße benutzen. Auch bei erhöhter Aufnahme ist bei normaler Nierenfunktion keine Anreicherung des Aluminiums im Organismus zu beobachten
Indikation:	Verdacht auf **Aluminium-Intoxikation** nach **Dialyse**

δ-Aminolävulinsäure (δ-ALA) (Urin)

Aussage:	Erfassung von Störungen der Porphyrin- und Hämsynthese sowie von Defekten der ALA-Synthase-Aktivität
normal:	<4,5 mg = <34 µmol pro Tag
erhöht:	Akute hepatische Porphyrien (akute intermittierende Porphyrie, Porphyria variegata, hereditäre Koproporphyrie), akute Bleiintoxikationen, hereditäre Tyrosinämie, geringfügig bei Alkoholabusus
vermindert:	Nicht relevant
Präanalytik:	Mindestens 5tägige katecholaminarme Ernährung (ohne Kaffee, Käse, Nüsse, Zitrusfrüchte, Bananen, Vanille); Urinmengen nach Blasenentleerung ab 8 Uhr morgens 24 Stunden sammeln

Material:	Probe des 24-Stunden-Urins	**Medium:**	Lichtgeschützt, kühl
Volumen:	10 ml	**Transport:**	24-Stunden-Menge angeben

Methode:	Spektralphotometrie (553 nm) nach Kationenaustausch-Chromatographie
Besonderheiten:	Bestimmung in der Regel im 24-Stunden-Urin; bei Symptomen (z.B. akutes Abdomen), die an eine akute Blei-Intoxikation oder an den Schub einer Porphyria acuta intermittens denken lassen, ist auch eine Analyse im Spontanurin angezeigt
Indikation:	**Blei-Intoxikation**, Verdacht auf **Porphyrie**

Ammoniak (NH_3) (Blut)

Aussage: Erfassung einer Störung der Harnstoffsynthese in den Leberparenchymzellen

normal: Männer: 6–35 µg/dl = 11–60 µmol/l;
Frauen: 6–29 µg/dl = 11–50 µmol/l

erhöht: Schwerer Leberparenchymschaden (leichte Erhöhung gelegentlich bei Fettleber nach starker Eiweißbelastung), Leberkoma

vermindert: Nicht relevant

Präanalytik: Keine Besonderheiten; Probematerial unmittelbar nach Abnahme im Eisbad aufbewahren

Material: Plasma

Medium: EDTA + Na-borat + Serin

Volumen: 1 ml

Transport: Eisgekühlt, eilig

Methode: Enzymatisch (GLDH), Photometrie

Besonderheiten: Abnahme arteriell oder aus ungestauter Vene. Arterielle Werte korrelieren besser mit der neurologischen Symptomatik als venöse Werte. Hämolyse täuscht erhöhte Werte vor; erhöhte γ-GT verursacht durch Glutamatspaltung erhöhte NH_3-Werte. Kein Serum verwenden!

Indikation: Diagnose und Verlaufskontrolle des **Leberkomas**, Differentialdiagnose des **Komas**

Angiotensin Converting Enzym (ACE) (Blut)

Aussage:	Erfassung von Schädigungen der Gefäßendothelzellen in Nieren und Lunge und der Störung des Renin-Angiotensin-Aldosteron-Systems
normal:	7–20 nmol/min/ml = 7–20 U/l
erhöht:	Lungensarkoidose (Morbus Boeck), manche Lungenfibrosen (z.B. Asbestose, Silikose), Morbus Gaucher, Hypothyreose
vermindert:	Nicht relevant
Präanalytik:	Keine Besonderheiten; Probematerial unmittelbar nach Abnahme im Eisbad aufbewahren

Material:	Serum	**Medium:**	Nativ
Volumen:	0,5 ml	**Transport:**	Frisch, in Eiswasser
Methode:	Photometrie des Hippuryl-Histidyl-Leucins		

Besonderheiten:	Schlechter Parameter für die Erstdiagnostik der Sarkoidose, jedoch guter Verlaufsparameter bei Spontanremissionen oder unter Cortisolbehandlung
Indikation:	Verlaufskontrolle der **Sarkoidose**

Bilirubinoide (Fruchtwasser)

Aussage:	Auftreten von fetalem Bilirubin im Fruchtwasser infolge Hämolyse
normal:	Negativ (<0,02 Absorptionseinheiten)
erhöht:	Fetale Hämolyse durch irreguläre, diaplazentar auf den Fetus übergehende antierythrozytäre IgG-Antikörper der Mutter
vermindert:	Nicht relevant
Präanalytik:	Amniozentese

Material:	Fruchtwasser	**Medium:**	Nativ, eilig
Volumen:	10 ml	**Transport:**	Frisch, lichtgeschützt

Methode:	Spektralphotometrie (450 nm), Liley-Diagramm
Besonderheiten:	Diagnostik erst ab der 26. SSW sinnvoll; Bilirubin ist sehr unbeständig. Daher Verarbeitung spätestens 2 Std nach Entnahme notwendig. Analytische Interferenzen durch Mekonium und Oxyhämoglobin sind möglich
Indikation:	Verdacht auf **intrauterine Hämolyse**

Blei (Pb) (Vollblut)

Aussage:	Toxisches, nicht-essentielles Schwermetall		
normal:	<40 µg/dl = <1,9 µmol/l		
erhöht:	Akute Blei-Intoxikation (Koliken, Gastroenterokolitis, Atemlähmung), chronische Intoxikation (initial Kopfschmerz, Müdigkeit, später Anämie, Koliken, neurol. Symptome, erhöhte DALA-Ausscheidung)		
vermindert:	Nicht relevant		
Präanalytik:	Keine Besonderheiten		
Material:	Vollblut	**Medium:**	Heparin
Volumen:	1 ml	**Transport:**	Frisch
Methode:	Atomabsorptionsspektrometrie (AAS)		
Besonderheiten:	Serumbestimmungen sind unsinnig, da Blei vorwiegend an Erythrozyten gebunden ist. Vorsicht vor Kontamination, da in der Regel hohe Allgegenwärtigkeitskonzentrationen vorhanden sind!		
Indikation:	Verdacht auf **Blei-Intoxikation**		

Blei (Pb) (Urin)

Aussage:	Toxisches, nicht-essentielles Schwermetall
normal:	<70 µg/dl = <0,4 µmol/l
erhöht:	Akute Blei-Intoxikation (Koliken, Gastroenterokolitis, Atemlähmung), chronische Intoxikation (initial Kopfschmerz, Müdigkeit, später Anämie, Koliken, neurologische Symptome, erhöhte DALA-Ausscheidung)
vermindert:	Nicht relevant
Präanalytik:	Keine Besonderheiten; Urinmengen nach Blasenentleerung ab 8 Uhr morgens messen und bis 8 Uhr des nächsten Tages sammeln

Material:	Probe des 24-Stunden-Urins	**Medium:**	Nativ
Volumen:	10 ml	**Transport:**	24-Stunden-Menge angeben

Methode:	Atomabsorptionsspektrometrie (AAS)
Besonderheiten:	Wegen vielfältiger Störanfälligkeit ist der Bestimmung im Vollblut der Vorzug zu geben. Vorsicht vor Kontamination, da in der Regel hohe Allgegenwärtigkeitskonzentrationen vorhanden sind!
Indikation:	Verdacht auf **Blei-Intoxikation**

Cadmium (Cd) (Vollblut)

Aussage: Toxisches, nicht-essentielles Schwermetall

normal: 0,3–2,7 µg/l = 3–24 nmol/l

erhöht: Selten akut: akutes Lungenödem, fibrosierende Bronchitis; meist chronisch (Trockenbatterien, PVC-Industrie): Nierenfunktionsstörungen mit tubulärer Proteinurie, gelblich verfärbte Zähne, „Cadmiumschnupfen"

vermindert: Nicht relevant

Präanalytik: Keine Besonderheiten

Material: Vollblut **Medium:** Nativ

Volumen: 1 ml **Transport:** Frisch

Methode: Atomabsorptionsspektrometrie (AAS)

Besonderheiten: Eine erhebliche Aufnahme von Cadmium erfolgt mit dem Zigarettenrauch, wodurch allerdings die MAK (maximale Arbeitsplatzkonzentration) von 50 µg/m^3 und kritische Nierenschädigungen nicht erreicht werden. Vorsicht vor Kontamination, da in der Regel hohe Allgegenwärtigkeitskonzentrationen vorhanden sind!

Indikation: Verdacht auf **Cadmium-Intoxikation**

Cadmium (Cd) (Urin)

Aussage: Toxisches, nicht-essentielles Schwermetall

normal: 0,1–2,6 µg = 1–23 nmol pro Tag

erhöht: Selten akut: akutes Lungenödem, fibrosierende Bronchitis. Meist chronisch (Trockenbatterien, PVC-Industrie): Nierenfunktionsstörungen mit tubulärer Proteinurie, gelblich verfärbte Zähne, „Cadmiumschnupfen“

vermindert: Nicht relevant

Präanalytik: Keine Besonderheiten; Urinmengen nach Blasenentleerung ab 8 Uhr morgens messen und bis 8 Uhr des nächsten Tages sammeln

Material: Probe des 24-Stunden-Urins

Medium: Nativ

Volumen: 10 ml

Transport: 24-Stunden-Menge angeben

Methode: Atomabsorptionsspektrometrie (AAS)

Besonderheiten: Eine erhebliche Aufnahme von Cadmium erfolgt mit dem Zigarettenrauch, wodurch allerdings die MAK (maximale Arbeitsplatzkonzentration) von 50 µg/m^3 und kritische Nierenschädigungen nicht erreicht werden. Vorsicht vor Kontamination, da in der Regel hohe Allgegenwärtigkeitskonzentrationen vorhanden sind!

Indikation: Verdacht auf **Cadmium-Intoxikation**

Carnitin (Sperma)

Aussage:	Erfassung von Funktionsstörungen des Nebenhodens und der Durchgängigkeit des Ductus deferens (spermaticus)
normal:	4–10 mg/dl =240–600 nmol/l
erhöht:	Nicht relevant
vermindert:	Eingeschränkte Nebenhodenfunktion, Epididymitis, Verschluß des Ductus deferens
Präanalytik:	Mehrtägige Karenz; durch Masturbation gewonnenes Probematerial in steriles Gefäß ejakulieren

Material:	Sperma (Ejakulat)	**Medium:**	Nativ
Volumen:	1 ml	**Transport:**	Frisch
Methode:	Enzymatisch (Carnitin-Acetyltransferase), Photometrie		

Besonderheiten:	Synonym: Trimethybetain. Erniedrigte Werte sind Zeichen einer progredienten Lipidspeichermyopathie (Carnitinmangel-Myopathie)
Indikation:	Verdacht auf Erkrankung des **Nebenhodens**

Cyclisches Adenosinmonophosphat (cAMP) (Urin)

Aussage:	Möglichkeit zur Differenzierung des Hypoparathyreoidismus gegnüber dem Pseudohypoparathyreoidismus Typ I und II
normal:	<5,5 µmol/g Creatinin = <450 µmol/mol Creatinin
erhöht:	Primärer und sekundärer Hyperparathyreodismus, Pseudohypoparathyreoidismus Typ II (Störung der Signalvermittlung durch cAMP), Hyperkalzämie bei Tumorerkrankungen
vermindert:	Hypoparathyreoidismus (postoperativ, idiopathisch), Pseudohypoparathyreoidismus Typ I (Rezeptordefekt für PTH)
Präanalytik:	Morgens um 8 Uhr die Blase entleeren (Urin verwerfen); Beginn der Sammlung bis zum Morgen des nächsten Tages (letzten Urin um 8 Uhr mit einbeziehen)

Material:	Probe des 24-Stunden-Urins	**Medium:**	Gekühlt (Versand mind. –20°C))
Volumen:	10 ml	**Transport:**	24 Stunden-Menge angeben
Methode:	Immunoassay (RIA)		

Besonderheiten:	Die Methode erfaßt das Gesamt-cAMP (plasmatisch und glomerulär) und wird stimuliert durch PTH. Durch Bezug auf das Creatinin wird der Sammelfehler korrigiert. Durch Bezug auf die GFR (Creatinin-Clearance) wird zusätzlich die Nierenfunktion berücksichtigt
Indikation:	Funktionsstörungen der **Nebenschilddrüse**, Differentialdiagnose des **Hypoparathyreoidismus**

Folsäure (Blut)

Aussage:	Erfassung von Störungen der Nucleinsäuresynthese in Geweben mit hoher Zellteilung
normal:	2,5–17 µg/l = 5,7–38,5 nmol/l
erhöht:	Nicht relevant
vermindert:	Megaloblastäre Anämie, chronisch hämolytische Anämien, Schwangerschaft, Malabsorption, Alkoholismus, Mangelernährung,
Präanalytik:	Keine Besonderheiten
Material:	Plasma (Serum)
Medium:	EDTA
Volumen:	1 ml
Transport:	Frisch
Methode:	Immunoassay (RIA)
Besonderheiten:	Zusätzliche Bestimmung in den Erythrozyten: Bestätigung eines Folsäuremangels und Beurteilung des Ausmaßes. Die parallele Bestimmung von Vitamin B_{12} ist zur weiteren Abklärung sinnvoll
Indikation:	Verdacht auf **megaloblastäre Anämie**, Differentialdiagnose der **Anämien**

Fructose (Sperma)

Aussage:	Erfassung von Funktionsstörungen der Samenblase (Fertilitätsdiagnostik)		
normal:	>280 mg/dl = >15,5 mmol/l		
erhöht:	Nicht relevant		
vermindert:	Agenesie oder schwere Dysfunktion der Samenblasen		
Präanalytik:	Mehrtägige Karenz; durch Masturbation gewonnenes Probematerial in steriles Gefäß ejakulieren		
Material:	Sperma (Ejakulat)	**Medium:**	Nativ
Volumen:	1 ml	**Transport:**	Schnell, frisch
Methode:	Photometrie des enteiweißten (Zinkhydroxid) Resorcin-Farbkomplexes		
Besonderheiten:	Die Bestimmung muß schnell durchgeführt werden, da Fructose im alkalischen Milieu (pH des Ejakulats bis 7,8) leicht in Glucose konvertiert. Zum Nachweis einer relevanten Funktionsstörung müssen die Fructosewerte sehr niedrig liegen		
Indikation:	Verdacht auf Funktionsstörungen der **Samenblasen**		

Harnsteine

Aussage:	Ausdruck der Kristallisationsbereitschaft in den ableitenden Harnwegen		
normal:	Nicht vorhanden		
pathologisch:	Nephrolithiasis: Calciumoxalat (Vorkommen 70%), Magnesiumammoniumphosphat (20%), Harnsäure (10%), Cystin (3%), Hydroxylapatid (2%), Calciumphosphat (1%)		
Präanalytik:	Auffangen der Konkremente nach reichlicher Flüssigkeitszufuhr oder Operation		
Material:	Originalmaterial	**Medium:**	Nativ
Volumen:	Mindestens 1 mg	**Transport:**	Verschlossen (kontaminationsfrei)
Methode:	a) IR-Spektroskopie (nach Homogenisierung mit Kaliumbromid); b) Röntgendifraktometrie		
Besonderheiten:	Bei Steinen >3 mm Durchmesser können mehrere Zonen untersucht werden; bei Steinen <3 mm Durchmesser Zermalmung im Achatmörser		
Indikation:	Ursachenforschung einer **Nephrolithiasis** oder einer **Urolithiasis**		

Hydroxyprolin (Urin)

Aussage:	Erfassung von Störungen im Kollagenstoffwechsel insbesondere im Knochenstoffwechsel
normal:	3,5–26 mg = 25–200 µmol pro Tag x Körperoberfläche (m^2)
erhöht:	Primärer Hyperparathyreoidismus, renale Osteopathie (z.B. Dialysepatienten), Morbus Paget, Osteomalazie, Knochenmetastasen, Akromegalie; seltener bei Morbus Bechterew, Sklerodermie, rheumatoide Arthritiden
vermindert:	Hypothyreose, Hypoparathyreoidismus, Rachitis, chronisch konsumierende Erkrankungen, hypophysärer Minderwuchs

Präanalytik:	3 Tage vorher kollagenfreie Nahrung (kein Fleisch, kein Fisch, keine Milchprodukte, keine Süßigkeiten, keine Gelatine); Urinmengen nach Blasenentleerung ab 8 Uhr morgens messen und bis 8 Uhr des nächsten Tages sammeln		
Material:	Probe des 24-Stunden-Urins	**Medium:**	Nativ
Volumen:	10 ml	**Transport:**	24-Stunden-Menge angeben
Methode:	Photometrisch (540–580 nm) nach Säurehydrolyse und Oxidation mit Chloramin-T		

Besonderheiten:	Es handelt sich um eine Gesamtbestimmung, die nicht zwischen Peptid-gebundenem (95%) und freiem (5%) Hydroxyprolin unterscheidet
Indikation:	Verdacht auf **Hyperparathyreoidismus**, Differentialdiagnose von **Knochenkrankheiten**

Kupfer (Cu) (Blut)

Aussage:	Erfassung von Funktionsstörungen auf zellulärer Ebene durch Mangel an essentiellen Spurenelementen mit Funktionen als Kofaktoren verschiedener Enzyme
normal:	80–140 µg/dl = 12,5–22 µmol/l
erhöht:	Akute und chronische Infektionen, Lebererkrankungen mit Cholestase, Tumoren
vermindert:	Morbus Wilson (hepatolentikuläre Degeneration), Menkes-Syndrom (Kinkey-hair-, Stealy-hair-Syndrom), Malabsorption, nephrotisches Syndrom (Coeruloplasminverlust)
Präanalytik:	Keine Besonderheiten

Material:	Serum (Plasma)	**Medium:**	Nativ
Volumen:	1 ml	**Transport:**	Frisch

Methode:	a) Atomabsorptionsspektrometrie (AAS), b) Photometrie (Bathocuproin)
Besonderheiten:	Eine Kupfererhöhung im 3. Trimenon der Schwangerschaft ist physiologisch. Östrogene und Kontrazeptiva verursachen eine Kupfererhöhung. Coeruloplasmin ist beim Morbus Wilson meist erniedrigt und der Kupfergehalt der Leber hoch; beim Menkes-Syndrom ist Coeruloplasmin immer stark erniedrigt und der Kupfergehalt der Duodenalschleimhaut hoch, in der Leber normal bis mäßig erhöht
Indikation:	Verdacht auf **Morbus Wilson** oder **Menkes-Syndrom**

Kupfer (Cu) (Urin)

Aussage:	Erfassung und Therapiekontrolle einer Coeruloplasmin-Synthesestörung mit Kupferanreicherung im Gewebe
normal:	10–60 µg = 1,5–9,5 µmol pro Tag
erhöht:	Hepatolentikuläre Degeneration (Morbus Wilson), gesteigert unter entsprechender Penicillamin-Therapie
vermindert:	Nicht relevant
Präanalytik:	Keine Besonderheiten; Urinmengen nach Blasenentleerung ab 8 Uhr morgens messen und bis 8 Uhr des nächsten Tages sammeln

Material:	Probe des 24-Stunden-Urins	**Medium:**	Nativ
Volumen:	5 ml	**Transport:**	24-Stunden-Menge angeben
Methode:	Atomabsorptionsspektrometrie (AAS)		

Besonderheiten:	Bestimmung nur bei deutlich erhöhter Ausscheidung möglich (z.B. bei der Penicillamin-Therapiekontrolle bei Morbus Wilson)
Indikation:	Therapiekontrolle des **Morbus Wilson** (nach **Penicillamin**-Gabe)

Magnesium (Mg) (Blut)

Aussage:	Funktionsstörungen auf zellulärer Ebene durch Mangel an essentiellen Elementen mit Funktionen als Kofaktoren verschiedener Enzyme (z.B. Phosphorylierungen)
normal:	1,7–2,5 = 0,7–1,0 mmol/l
erhöht:	Niereninsuffizienz, übermäßige Einnahme magnesiumhaltiger Antazida
vermindert:	Neuromuskuläre Übererregbarkeit, Myokardiopathien, Schwindel, vegetative Dystonie infolge nutritiver Unterversorgung, Malabsorption, Nephropathie, forcierter Diurese oder Alkoholismus
Präanalytik:	Keine Besonderheiten

Material:	Serum (Plasma)	**Medium:**	Hämolysefrei
Volumen:	1 ml	**Transport:**	Frisch

Methode:	a) Atomabsorptionsspektrometrie (AAS), b) komplexometrisch (Photometrie des Calmagite-Farbstoffs)
Besonderheiten:	Das Blut muß schnell abzentrifugiert werden, da Magnesium in den Erythrozyten 3fach höher als im Serum vorliegt. Zwischen Magnesium und Calcium besteht bei der Resorption und in vivo eine wechselseitige kompetitive Beeinflussung
Indikation:	Gesteigerte neuromuskuläre Erregbarkeit (**Tremor**, **Muskelkrämpfe**, **Tetanie**), Ursachenforschung der **vegetativen Dystonie**

Neopterin (Blut)

Aussage:	Erfassung von Störungen der Stimulationsfähigkeit des Immunsystems
normal:	<10 nmol/l
erhöht:	Lymphadenopathie, AIDS, Transplantatabstoßung, Virusinfekte
vermindert:	Nicht relevant
Präanalytik:	Keine Besonderheiten
Material:	Serum
Medium:	Nativ
Volumen:	1 ml
Transport:	Frisch
Methode:	Immunoassay (RIA)
Besonderheiten:	Es handelt sich um ein unspezifische Reaktion. Einsatz vorwiegend als Verlaufskontrolle unter immunsuppressiver (Ciclosporin) und antiviraler (Aciclovir) Therapie
Indikation:	Therapiekontrolle von **Immunsuppressiva**

Osmolalität (Blut)

Aussage:	Erfassung von Störungen der osmotisch aktiven Teilchen im Blut (interne Wasserbilanz)
normal:	280–295 mosm/kg
erhöht:	Hyperglykämie, Niereninsuffizienz, Durchfälle, Fieber, Hypothalamusstörungen mit Hypodipsie, Diabetes insipidus centralis und renalis
vermindert:	Herzinsuffizienz, Leberzirrhose, psychogene Polydipsie
Präanalytik:	Keine Besonderheiten

Material:	Serum (Plasma)	**Medium:**	Nativ
Volumen:	1 ml	**Transport:**	Frisch

Methode:	a) Osmometer (Gefrierpunktserniedrigung); b) rechnerisch: 2xNa + Glucose + Harnstoff-N (mmol/l)
Besonderheiten:	Die Beurteilung ist nur zusammen mit Natrium sinnvoll, da dieses fast die Hälfte der gesamten Osmolalität ausmacht. Es besteht eine Diskrepanz >5 mosm/kg zwischen Methode a) und b): „osmotische Lücke", da viele Substanzen (z. B. Lactat, Alkohol) rechnerisch nicht berücksichtigt werden. Störungen durch Dysproteinämien
Indikation:	Beurteilung der internen **Wasserbilanz** bei Diabetes insipidus, Hypodipsie, Polydipsie, Hyperglykämie, Laktatazidose und Niereninsuffizienz

Osmolalität (Urin)

Aussage:	Erfassung der osmotisch aktiven Bestandteile des Urins zur Beurteilung der Konzentrationsfähigkeit der Nieren
normal:	Minimum: 50 mosm/kg, Maximum: 1200 mosm/kg
erhöht:	Nicht relevant
vermindert:	Polyurie durch Tubulusschädigung oder ADH-Mangel
Präanalytik:	Mittelstrahlurin in sterilem Gefäß auffangen

Material:	Urin	**Medium:**	Nativ
Volumen:	5 ml	**Transport:**	Frisch

Methode:	Osmometer (Gefrierpunktserniedrigung)
Besonderheiten:	Die Beurteilung ist nur zusammen mit Natrium sinnvoll, denn die Natriumionen machen fast die Hälfte der gesamten Osmolalität aus. Funktionsprüfung durch Durstversuch oder Vasopressin-Test (Pitressin)
Indikation:	Prüfung der **Nierenfuktion** (Konzentrationsfähigkeit); Differenzierung pathologischer **Natriumwerte** im Serum

Oxalat (Urin), Oxalsäure

Aussage:	Auftreten der Auskristallisation von oxalsaurem Calcium, Oxalose, Oxalatsteinbildung
normal:	3–85 mg = 0,03–0,95 mmol pro Tag
erhöht:	Primäre und sekundäre Hyperoxalurie, oxalsäurehaltige Speisen (Gemüse), Urämie, Leberstörungen, Diabetes mellitus
vermindert:	Nicht relevant
Präanalytik:	Urinmengen nach Blasenentleerung ab 8 Uhr morgens messen und bis 8 Uhr des nächsten Tages sammeln. Vermeidung oxalsäurehaltiger Speisen (Gemüse)

Material:	Probe des 24-Stunden-Urins	**Medium:**	Nativ, kühl
Volumen:	5 ml	**Transport:**	24-Stunden-Menge angeben
Methode:	a) Photometrie (enzymatisch mit Decarboxylase), b) Hochdruckflüssigkeitschromatographie (HPLC)		

Besonderheiten:	Die Mehrzahl aller Harnsteine besteht aus Calciumoxalat. Eine Thiazid-Therapie bewirkt eine verstärkte Oxalatausscheidung. Eine Verminderung der Calciumresorption ist durch Komplexsalzbildung möglich
Indikation:	Ursachenforschung bei **Nephrolithiasis** (Calcium-haltige **Steine**)

Phenylalanin (Vollblut)

Aussage:	Frühe Erfassung einer Phenylalanin-Stoffwechselstörung infolge eines Phenylalanin-Hydroxylase-Mangels
normal:	4–6 mg/dl = 240–360 µmol/l
erhöht:	Phenylketonurie (PKU), auch bei heterozygoten Merkmalsträgern häufig leicht erhöht
vermindert:	Nicht relevant
Präanalytik:	Keine Besonderheiten

Material:	Vollblut	**Medium:**	Nativ
Volumen:	1 ml	**Transport:**	Filterpapier

Methode:	a) Guthrie-Test (Filterpapier, mikrobiologischer Hemmtest), b) Chromatographie
Besonderheiten:	Vor dem 5. Lebenstag und bis zu 3 Tagen nach einer Bluttransfusion ist der Test häufig falsch negativ
Indikation:	Screeningtest auf **Phenylketonurie**

Porphobilinogen (PBG) (Urin)

Aussage:	Erfassung einer gestörten Porphyrin- und Hämsynthese infolge eines Defektes der PBG-Synthase-Aktivität
normal:	100–1.700 µg = 0,44–7,5 µmol pro Tag
erhöht:	Akute hepatische Porphyrien (akute intermittierende Porphyrie, Porphyria variegata), Porphyria cutanea tarda, schwere akute Bleivergiftung
vermindert:	Nicht relevant
Präanalytik:	Sammlung muß in dunklen Gefäßen und in lichtgeschützten Räumen stattfinden; Morgens um 8 Uhr die Blase entleeren (Urin verwerfen); Beginn der Sammlung bis zum Morgen des nächsten Tages (letzten Urin um 8 Uhr mit einbeziehen)

Material:	Probe des 24-Stunden-Urins	**Medium:**	Lichtgeschützt, kühl
Volumen:	10 ml	**Transport:**	24-Stunden-Menge angeben

Methode:	Spektralphotometrie (553 nm) nach Anionenaustausch-Chromatographie
Besonderheiten:	Im Gegensatz zu δ-ALA ist PBG sehr instabil. Falsch positive Ergebnisse können bei Phenothiazin-Therapie auftreten
Indikation:	Verdacht auf **akute Porphyrie** und **Bleivergiftung**

Porphyrine (gesamt) (Urin)

Aussage:	Erfassung von Störungen der Hämbiosynthese-Regulation in der Leber
normal:	14–90 µg = 60–400 nmol pro Tag
erhöht:	Akute und chronische hepatische Porphyrien, akute und chronische Bleivergiftung, Morbus Günther (kongenitale erythropoetische Porphyrie)
vermindert:	Nicht relevant
Präanalytik:	Sammlung muß in dunklen Gefäßen und in lichtgeschützten Räumen stattfinden; Morgens um 8 Uhr die Blase entleeren (Urin verwerfen); Beginn der Sammlung bis zum Morgen des nächsten Tages (letzten Urin um 8 Uhr mit einbeziehen)

Material:	Probe des 24-Stunden-Urins	**Medium:**	Lichtgeschützt, kühl
Volumen:	10 ml	**Transport:**	24-Stunden-Menge angeben

Methode:	Hochdruckflüssigkeitschromatographie (HPLC)
Besonderheiten:	Der Anteil des Koproporphyrins am Gesamt-Porphyrin beträgt in der Regel über 50%, der des Uroporphyrins unter 25%
Indikation:	Verdacht auf **Porphyrie** und **Bleivergiftung**

Quecksilber (Hg) (Vollblut)

Aussage:	Toxikologischer Nachweis eines nicht-essentiellen Schwermetalls
normal:	30–270 ng/dl = 3–24 nmol/l
erhöht:	Selten akut (hämorrhagische Gastroenterokolitis, Stomatitis, Hypersalivation); chronisch (Schlafstörungen, Tremor, Unruhe, livide Hautverfärbungen, Haarausfall)
vermindert:	Nicht relevant
Präanalytik:	Keine Besonderheiten

Material:	Vollblut	**Medium:**	EDTA bzw. Heparin
Volumen:	1 ml	**Transport:**	Frisch
Methode:	Atomabsorptionsspektrometrie (AAS)		

Besonderheiten:	Akute Intoxikationen meist durch Dämpfe (z.B. zerbrochenes Thermometer). Chronische Vergiftungen häufig durch Kontakt mit Sublimaten (Holzschutzmittel, Saatgutbeizen) und Salben (Bleichmittel, Antimykotika). Erhöhte Konzentrationen sind noch Monate nach Exposition nachweisbar. Bei Amalgam-Füllungen konnten keine erhöhten Quecksilberwerte im Blut gefunden werden
Indikation:	Verdacht auf **Quecksilber-Intoxikation**

Quecksilber (Hg) (Urin)

Aussage:	Toxikologischer Nachweis eines nicht-essentiellen Schwermetalls
normal:	0,1–2,5 µg = 1–23 nmol pro Tag
erhöht:	Selten akut (hämorrhagische Gastroenterokolitis, Stomatitis, Hypersalivation); chronisch (Schlafstörungen, Tremor, Unruhe, livide Hautverfärbungen, Haarausfall)
vermindert:	Nicht relevant
Präanalytik:	Keine Besonderheiten; Urinmengen nach Blasenentleerung ab 8 Uhr morgens messen und bis 8 Uhr des nächsten Tages sammeln

Material:	Probe des 24-Stunden-Urins	**Medium:**	Nativ
Volumen:	10 ml	**Transport:**	24-Stunden-Menge angeben
Methode:	Atomabsorptionsspektrometrie (AAS)		

Besonderheiten:	Akute Intoxikationen meist durch Dämpfe (z.B. zerbrochenes Thermometer). Chronische Vergiftungen häufig durch Kontakt mit Sublimaten (Holzschutzmittel, Saatgutbeizen) und Salben (Bleichmittel, Antimykotika). Erhöhte Konzentrationen sind noch Monate nach Exposition nachweisbar. Bei Amalgam-Füllungen konnten keine erhöhten Quecksilberwerte im Urin gefunden werden
Indikation:	Verdacht auf **Quecksilber-Intoxikation**

Selen (Se) (Blut)

Aussage:	Funktionsstörungen auf zellulärer Ebene durch Mangel an Kofaktoren verschiedener Enzyme (z.B. Glutathionperoxidase, Deiodinase)
normal:	75–140 μg/l = 0,9–1,8 μmol/l
erhöht:	Intoxikationen (sehr selten) in der Glas-, Porzellan- und Elektroindustrie, Antiseborrhoika, unkontrollierte Selbstmedikation mit Selenpräparaten
vermindert:	Kardiomyopathien (Myokardnekrosen, Keshan-Disease) und Muskeldystrophien infolge Mangelversorgung insbesondere bei langfristiger parenteraler Ernährung
Präanalytik:	Keine Besonderheiten

Material:	Serum	**Medium:**	Nativ
Volumen:	1 ml	**Transport:**	Frisch
Methode:	Atomabsorptionsspektrometrie (AAS)		

Besonderheiten:	Die Glutathionperoxidase der Erythrozyten ist eines der wichtigsten Enzyme, das essentiell für seine Wirksamkeit Selen benötigt. Es ist für den Schutz der Zellmembranen vor oxidativen Prozessen verantwortlich
Indikation:	Verdacht auf **Selen-Mangel** bei **Herzmuskelerkrankungen**

Vitamin B_{12} (Blut)

Aussage:	Erfassung der Ursache für eine gestörte Erythropoese infolge eines Mangels durch Resorptionsstörung (meist durch Intrinsic-Faktor-Mangel)
normal:	16–100 ng/dl = 120–750 pmol/l
erhöht:	Nicht relevant
vermindert:	Perniziöse Anämie, funikuläre Myelose (mit Dysästhesien, Hyperreflexie), Mangelernährung (Vegetarier, Alkoholiker), chronisch atrophische Gastritis, Billroth-II-Resektion, Gastrektomie, Morbus Crohn, Fischbandwurm
Präanalytik:	Keine Besonderheiten

Material:	Serum	**Medium:**	Lichtgeschützt, kühl
Volumen:	1 ml	**Transport:**	Eingefroren (mind. -20°C)
Methode:	Immunoassay (RIA)		

Besonderheiten:	Synonym: Cobalamin. Heparin und Ascorbinsäure stören die Bestimmung. Die parallele Bestimmung von Folsäure ist zur weiteren Abklärung des Anämie-Typs sinnvoll
Indikation:	Verdacht auf **perniziöse Anämie**, Differentialdiagnose der **Anämien**

Vitamin D (25-OH-D) (Blut)

Aussage:	Erfassung von Störungen der durch UV- und Sonnenlicht katalysierten Synthese von Vitamin D_2 (Nahrung) und Vitamin D_3 (Haut)
normal:	Sommer:20–200 ng/ml = 50–300 nmol/l; Winter: 10–50 ng/ml = 25–125 nmol/l
erhöht:	Überdosierung
vermindert:	Rachitis, Mangel an Sonnenlicht, Malabsorption, nephrotisches Syndrom, primärer Hyperparathyreoidismus, Antikonvulsiva
Präanalytik:	Blutentnahme morgens nüchtern

Material:	Serum (Plasma)	**Medium:**	Nativ
Volumen:	1 ml	**Transport:**	Frisch
Methode:	HPLC		

Besonderheiten:	Synonyme: 25-Hydroxy-Vitamin D (25-OH-D)., Calciferol. Die Bestimmung wird durch Hyperlipoproteinämie und Heparin gestört (falsch erhöhte Werte)
Indikation:	Verdacht auf **Vitamin-D-Mangel** (Hypokalzämie, Hypophosphatämie)

Zink (Zn) (Blut)

Aussage:	Erfassung von Funktionsstörungen auf zellulärer Ebene durch Mangel an Kofaktoren verschiedener Enzyme (z.B. Superoxid-Dismutase, alkalische Phosphatase)
normal:	70–115 µg/dl = 10,7–17,6 µmol/l
erhöht:	Nicht relevant
vermindert:	Dermatitiden (insbesondere Akrodermatitis enteropathica), großflächige Verbrennungen, Malabsorption, Mangelernährung, Leberzirrhose, Sichelzellanämie
Präanalytik:	Keine Besonderheiten

Material:	Serum	**Medium:**	Hämolysefrei
Volumen:	1 ml	**Transport:**	Kontaminationsfrei
Methode:	Atomabsorptionsspektrometrie (AAS)		

Besonderheiten:	Die Zn-Konzentrationen sind in Erythrozyten höher als im Serum, daher ist Hämolyse zu vermeiden. Schnelles Abzentrifugieren ist notwendig, da auch die Thrombozyten einen vergleichsweise hohen Zinkgehalt haben. Die Überdosierung mit Zink-Präparaten kann zu einer immunologischen Suppression führen
Indikation:	Verdacht auf **Acrodermatitis enteropathica**, Differentialdiagnose der **Dermatitis**, Ursachenforschung für **verzögerte Wundheilung**

Blutgase

Basenabweichung (Blut)

Aussage:	Erfassung von Störungen des Gleichgewichts an Basen im Blut
normal:	+/– 0 mmol/l
erhöht:	Metabolische Alkalosen (z.B. Hyperaldosteronismus, Diuretika- oder Laxantienabusus), in geringerem Maße respiratorische Azidosen
vermindert:	Metabolische Azidosen (z.B. Ketoazidose, Laktazidose, Retentionsazidose), in geringerem Maße respiratorische Alkalosen
Präanalytik	Anaerobe Abnahme nach Hyperämisierung des Ohrläppchens oder der Fingerbeere

Material:	Arterialisiertes Kapillarblut	**Medium:**	Heparinisierte Glaskapillare
Volumen:	2 ml, luftblasenfrei	**Transport:**	Eisgekühlt, eilig

Methode:	Rechnerisch aus pH, pCO_2 und Hämoglobin; Nomogramm
Besonderheiten:	Die Basenabweichung ist chemisch unabhängig von pCO_2 und Hämoglobin und daher für die Beurteilung metabolischer Störungen am besten geeignet. Bei respiratorischen Störungen ist auch die Kenntnis des aktuellen Bicarbonats notwendig. Veränderungen treten erst bei beginnender metabolischer Kompensation der respiratorischen Störung ein
Indikation:	Beurteilung des **Säure/Basen-Gleichgewicht**s bei **Lungenerkrankungen**, **Kreislaufinsuffizienz**, **Niereninsuffizienz**, **Koma**, **Schock**, **Vergiftungen**, Erkrankungen des **ZNS**, Störungen des **Elektrolythaushalts**

Bicarbonat (HCO_3^-) (Blut)

Aussage:	Erfassung von Störungen der basischen Bindungskapazität des Blutes (Standardbicarbonat)
normal:	20–26 mmol/l
erhöht:	Metabolische Alkalose (z.B. Hyperaldosteronismus, Diuretika- oder Laxantienabusus), respiratorische Azidose (z.B. obstruktives Lungenemphysem, Thiazid-Diurese)
vermindert:	Respiratorische Alkalose (z.B. Hyperventilation, Lungenstauung bei Linksherzversagen), metabolische Azidose (z.B. Lungeninfarkt, Diabetes)
Präanalytik:	Anaerobe Abnahme nach Hyperämisierung des Ohrläppchens oder der Fingerbeere

Material:	Arterialisiertes Kapillarblut	**Medium:**	Heparinisierte Glaskapillare
Volumen:	2 ml, luftblasenfrei	**Transport:**	Eisgekühlt, eilig

Methode:	Berechnung aus pH und pCO_2 (Henderson-Hasselbalch Gleichung)
Besonderheiten:	Wegen des in vitro andauernden Sauerstoffverbrauchs und der (sauren) Pyruvat- und Lactat-Bildung (z.B. bei Leukämikern!) ist eine schnelle Verarbeitung zwingend erforderlich
Indikation:	Beurteilung des **basischen Bindungskapazität** im Blut bei **Lungenerkrankungen**, **Kreislaufinsuffizienz**, **Niereninsuffizienz**, **Koma**, **Schock**, **Vergiftungen**, Erkrankungen des **ZNS**, Störungen des **Elektrolythaushalts**

Blutgase (Blut)

Aussage:	Erfassung von Störungen der Pufferkapazität der Atemgase im Blut
normal:	pH 7,36–7,44; HCO_3^- 20– 26 mmol/l; pO_2 70–100 Torr; pCO_2 32–46 Torr
pathologisch:	Metabolische Azidose (z.B. Ketoazidose, Laktatazidose, Retentionsazidose), metabolische Alkalose (z.B. Hyperaldosteronismus, Diuretika- oder Laxantienabusus), respiratorische Azidose (z.B. Pneumonie, Lungenödem, bronchostenotisches Emphysem), respiratorische Alkalose (z.B. Hyperventilation, Lungenstauung bei Linksherzversagen, Atelektasen) und kombinierte Formen
Präanalytik:	Anaerobe Abnahme nach Hyperämisierung des Ohrläppchens oder der Fingerbeere

Material:	Arterialisiertes Kapillarblut	**Medium:**	Heparinisierte Glaskapillare
Volumen:	2 ml, luftblasenfrei	**Transport:**	Eisgekühlt, eilt

Methode:	Ionenselektive Glaselektroden
Besonderheiten:	Unterschiede zwischen arteriellem (kapillarem) und venösem Blut. Wegen des in vitro andauernden Sauerstoffverbrauchs und der (sauren) Pyruvat- u. Lactat-Bildung (vor allem bei Leukämikern!) ist eine schnelle Verarbeitung zwingend erforderlich
Indikation:	Orientierung über den **Säure-Basen-Haushalt** bei **Lungenerkrankungen**, **Kreislaufinsuffizienz**, **Niereninsuffizienz**, **Koma**, **Schock**, **Vergiftungen**, Erkrankungen des **ZNS**, Störungen des Elektrolythaushalts

Kohlendioxid-Partialdruck (pCO_2) (Blut)

Aussage:	Erfassung von Regulationstörungen des Atemantriebs durch Druckänderungen des physikalisch gelösten Kohlendioxids
normal:	32–46 Torr
erhöht:	Metabolische Alkalose (z.B. Hyperaldosteronismus, Diuretika- oder Laxantienabusus) und respiratorische Azidose (z.B. Lungenemphysem, Lungeninfarkt, rezidivierendes Erbrechen)
vermindert:	Respiratorische Alkalose (z.B. Hyperventilation, Lungenstauung bei Linksherzversagen) und metabolische Azidose (z.B. Ketoazidose, Laktatazidose)
Präanalytik:	Anaerobe Abnahme nach Hyperämisierung des Ohrläppchens oder der Fingerbeere

Material:	Arterialisiertes Kapillarblut	**Medium:**	Heparinisierte Glaskapillare
Volumen:	2 ml, luftblasenfrei	**Transport:**	Eisgekühlt, eilig
Methode:	Ionenselektive Glaselektroden		

Besonderheiten:	Wegen des invitro andauernden Sauerstoffverbrauchs und der (sauren) Pyruvat- und Lactat-Bildung (z.B. bei Leukämikern!) ist eine schnelle Verarbeitung zwingend erforderlich
Indikation:	Beurteilung von **Atemregulationsstörungen** bei **Lungenerkrankungen**, **Kreislaufinsuffizienz**, **Niereninsuffizienz**, **Koma**, **Schock**, **Vergiftungen**, Erkrankungen des **ZNS**, Störungen des **Elektrolythaushalts**

Sauerstoff-Partialdruck (pO_2) (Blut)

Aussage:	Erfassung von Druckstörungen des physikalisch gelösten Sauerstoffs (O_2) und Störungen im Sauerstoffgefälle (O_2-Utilisation)
normal:	70–100 Torr (altersabhängig)
erhöht:	Künstliche Beatmung mit reinem O_2 und/oder Überdruck und Hyperventilation (geringgradig)
vermindert:	Aufenthalt in großen Höhen, Verteilungs- und Diffusionsstörungen (Hypoxie, arterio-venöse Shunts, respiratorische Partial- oder Globalinsuffizienz, Ausfall größerer Lungenareale z.B. durch Embolie)
Präanalytik:	Anaerobe Abnahme nach Hyperämisierung des Ohrläppchens oder der Fingerbeere

Material:	Arterialisiertes Kapillarblut	**Medium:**	Heparinisierte Glaskapillare
Volumen:	2 ml, luftblasenfrei	**Transport:**	Eisgekühlt, eilig

Methode:	Polarographisch mit Platinelektrode
Besonderheiten:	Die Beziehung zwischen pO_2 und dem Lebensalter errechnet sich aus der Formel: $pO_2 = 102 - (0{,}33 \times \text{Alter in Jahren})$
Indikation:	Beurteilung des **Sauerstoffverbrauchs** bei **Lungenerkrankungen**, **Kreislaufinsuffizienz**, **Niereninsuffizienz**, **Koma**, **Schock**, **Vergiftungen**, Erkrankungen des **ZNS**, Störungen des **Elektrolythaushalts**

Wasserstoffionenkonzentration (pH) (Blut)

Aussage:	Erfassung von Störungen der kontinuierlichen Protonenproduktion im Stoffwechsel
normal:	7,36–7,44
erhöht:	Respiratorische Alkalose (z.B. Hyperventilation, Lungenstauung bei Linksherzversagen), metabolische Alkalose (z.B. Hyperaldosteronismus, Diuretika- oder Laxantienabusus)
vermindert:	Respiratorische Azidose (z.B. Lungenemphysem, Lungeninfarkt, rezidivierendes Erbrechen), metabolische Azidose (z.B. Ketoazidose, Laktatazidose)
Präanalytik:	Anaerobe Abnahme nach Hyperämisierung des Ohrläppchens oder der Fingerbeere

Material:	Arterialisiertes Kapillarblut	**Medium:**	Heparinisierte Glaskapillare
Volumen:	2 ml, luftblasenfrei	**Transport:**	Eisgekühlt, eilig
Methode:	Glaselektrode		

Besonderheiten:	Wegen der (sauren) Pyruvat- und Lactat-Bildung (vor allem bei Leukämikern!) ist eine schnelle Verarbeitung zwingend erforderlich
Indikation:	Beurteilung das **Säure-Basen-Gleichgewichts** bei **Lungenerkrankungen**, **Kreislaufinsuffizienz**, **Niereninsuffizienz**, **Koma**, **Schock**, **Vergiftungen**, Erkrankungen des **ZNS**, Störungen des **Elektrolythaushalts**

Hämatologie

Alkalische Leukozytenphosphatase (ALP) (Blut)

Aussage:	Erfassung enzymatischer Störungen in den neutrophilen Granulozyten		
normal:	Index 10–100		
erhöht:	Osteomyelosklerose, Polycythaemia vera, essentielle Thrombozythämie, perniziöse Anämie, Morbus Hodgkin, Sarkoidose, Gravidität		
vermindert:	Chronische myeloische Leukämie, paroxysmale nächtliche Hämoglobinurie, sideroplastische Anämie		
Präanalytik:	Keine Besonderheiten		
Material:	Blutausstrich	**Medium:**	Luftgetrocknet
Volumen:	Bluttropfen	**Transport:**	Ojektträger
Methode:	Azokupplungsverfahren (Einstufung in 5 Reaktionsklassen)		
Besonderheiten:	Pneumonie, Sepsis, maligne Tumoren und Leberzirrhose können ebenfalls erhöhte ALP-Werte hervorrufen		
Indikation:	Differentialdiagnose **hämatologischer Erkrankungen** (chronische myeloische **Leukämie**, **Myelofibrose**), **Polyzythämie**		

Differentialblutbild (Blut)

Aussage:	Erfassung morphologisch-qualitativer und quantitativer Veränderungen der peripheren Blutzellen
normal:	Segmentkernige 45–78%; Lymphozyten 18–45%; Monozyten <10%; übrige Zellen jeweils <1%
pathologisch:	Systemische Erkrankungen des Knochenmarks und des RES, relative Veränderungen auf diverse Erkrankungen (z.B. Infektionen). Knochenmarksaplasien, Intoxikationen, allergische und medikamentös induzierte Veränderungen
Präanalytik:	Keine Besonderheiten

Material:	Vollblut	**Medium:**	Ausstrich
Volumen:	Einige Tropfen	**Transport:**	Getrocknet

Methode:	a) panoptische Färbung (Pappenheim) und Mikroskopie, b) zytochemisch (Durchflußzytometrie)
Besonderheiten:	Der Blutausstrich muß vor allem wegen qualitativer Veränderungen von Granulozyten und Monozyten spätestens 1 Stunde nach Blutentnahme vorgenommen werden!
Indikation:	**Leukozytose**, **Infektionen**, Erkrankungen des **Knochenmarks** und des **RES**

Erythrozyten (Blut)

Aussage:	Erfassung von Blutverlusten oder Blutbildungsstörungen im erythropoetischen System
normal:	4,5–5,5 Millionen pro µl
erhöht:	Polyglobulie (systematisch und symptomatisch), Polyzythämie, Dehydratation
vermindert:	Anämien unterschiedlicher Genese (Bildungsstörungen, periphere Verdünnung, Hämolyse, beschleunigter Abbau, morphologische Besonderheiten)
Präanalytik:	Keine Besonderheiten

Material:	Vollblut	**Medium:**	EDTA
Volumen:	1 ml	**Transport:**	Weniger als 24 Stunden stabil

Methode:	a) Kammerzählung (nach Zerstörung der Leukozyten), b) elektronisch (z.B. Flow-Zytometrie)
Besonderheiten:	Messungen im Kapillarblut sind weniger genau; die ersten 2 Tropfen nach Einstich sind zu verwerfen! Wegen der Umverteilung des intravasalen Wasserraums bestehen Unterschiede zwischen stehenden, sitzenden und liegenden Patienten
Indikation:	Differentialdiagnose der **Anämie**, **Polyzythämie**

Hämatokrit (Hkt) (Blut)

Aussage:	Erfassung von pathologischen Verschiebungen des prozentualen Erythrozytenanteils am Blut
normal:	Männer: 40–54 %; Frauen: 37–47 %
erhöht:	Polyglobulie, Polycythaemia vera, Exsikkose
vermindert:	Anämien, Hyperhydratation
Präanalytik:	Wegen des Tagesrhythmus muß die Blutentnahme der Vergleichbarkeit halber stets morgens zwischen 8 und 9 Uhr am liegenden Patienten erfolgen
Material:	Vollblut
Medium:	EDTA
Volumen:	1 ml
Transport:	weniger als 24 Stunden haltbar
Methode:	a) Zentrifugation (heparinisierte Mikrokapillaren), b) elektrische Leitfähigkeit (Impedanz)
Besonderheiten:	Venöse Werte liegen etwas höher als kapillare. Kapillarmethoden sind wegen des unterschiedlichen Gewebswasseranteils weniger präzise und täuschen zu niedrige Werte vor. Wegen der Umverteilung des intravasalen Wasserraums bestehen Unterschiede zwischen stehenden, sitzenden und liegenden Patienten
Indikation:	Differentialdiagnose der **Anämie**, **Blutverluste**, **Polyzythämie**, Störungen des **Wasserhaushalts**

Hämoglobin (Hb) (Blut)

Aussage:	Erfassung einer gestörten Hämsynthese (erythrozytäre Farbstoffbildung)
normal:	Männer: 14–18 g/dl = 8,7–11,2 mmol/l; Frauen: 12–16 g/dl = 7,5–10 mmol/l
erhöht:	Polyglobulien, Dehydratation, (schwere körperliche Arbeit führt vorübergehend zu einer Erhöhung)
vermindert:	Anämien, Hyperhydratation
Präanalytik:	Wegen des Tagesrhythmus muß die Blutentnahme der Vergleichbarkeit halber stets morgens zwischen 8 und 9 Uhr erfolgen

Material:	Vollblut	**Medium:**	EDTA
Volumen:	1 ml	**Transport:**	Weniger als 24 Stunden haltbar

Methode:	Photometrie (Cyanhämoglobinbildung durch Ferricyanid)
Besonderheiten:	Kapillarbestimmungen sind wegen der Gewebswasserbeimischungen weniger präsise und täuschen zu niedrige Werte vor. Hyperlipidämie und Makroglobulinämie verursachen falsch zu hohe Werte
Indikation:	Differentialdiagnose der **Anämie**, **Polyglobulie**

Hämoglobin (frei) (fHb) (Blut)

Aussage: Erfassung eines pathologischen, intravasalen Abbaus von erythrozytärem Hämoglobin

normal: <5,0 mg/dl = <3 µmol/l

erhöht: Intravasale Hämolyse, hämolytische Anämien (immunhämatologisch, medikamenteninduziert, hämolytisch-urämisches Syndrom, toxische Chemikalien)

vermindert: Nicht relevant

Präanalytik: Keine Besonderheiten

Material: Serum

Medium: Nativ

Volumen: 5 ml

Transport: Frisch

Methode: a) Spektralphotometrie,
b) differentialdiagnostische Abgrenzung durch Elektrophorese

Besonderheiten: Eine schnelle und schonende Zentrifugation ist Voraussetzung für die störanfällige Methode. Haptoglobin und Hämopexin sind zur Diagnose und Verlaufskontrolle hämolytischer Erkrankungen besser. Ein fehlender Nachweis von freiem Hb bei Hämolyse kann durch den Abbau im RES bedingt sein

Indikation: Verdacht auf **intravasale Hämolyse**

Hämoglobin-Elektrophorese (Blut)

Aussage:	Differenzierung verschiedener physiologischer und pathologischer Hämoglobine
normal:	HbA 97%; HbA_2 1–4%; HbF <2%
pathologisch	Thalassämien (HbA_2, HbF), Sichelzellanämie (HbS), sonstige pathologische Hämoglobine (HbC, HbD), Differenzierung des HbS und HbC von HbA (in geringem Umfang auch von HbF), Synthesestörungen des HbA (z.B. aplastische Anämie), vermehrter Umsatz mit Erhöhung von HbF (z.B. hämolytische Anämie)
Präanalytik:	Keine Besonderheiten
Material:	Vollblut
Medium:	EDTA
Volumen:	1 ml
Transport:	Gekühlt
Methode:	Celluloseacetat (CAF) oder Stärkeblock
Besonderheiten:	Serumproteine stören die Bestimmung. Daher ist ein Waschen der Erythrozyten vor der elektrophoretischen Trennung erforderlich. Es ist keine Differenzierung der Varianten Hb C, O und E von HbA_2 möglich!
Indikation:	Differenzierung von **Hämoglobinopathien** (z.B. **Sichelzellanämie**, **Thalassämie**)

Hämopexin (Blut)

Aussage:	Erfassung von Störungen beim Transport von Hämderivaten hoher Konzentration
normal:	50–115 mg/dl = 0,5–1,15 g/l
erhöht:	Schnell wachsende Melanome
vermindert:	Starke intravasale Hämolyse, hämolytische Anämien, chronische Leberparenchymschäden, Malabsorption, Porphyria cutanea tarda
Präanalytik:	Keine Besonderheiten

Material:	Serum	**Medium:**	Nativ
Volumen:	1 ml	**Transport:**	Frisch
Methode:	Nephelometrie		

Besonderheiten:	Die Bestimmung spricht erst bei stärkerer Hämolyse an, wenn kein freies Haptoglobin mehr verfügbar ist. Bei akut entzündlichen Prozessen ist Hämopexin besser zur Abschätzung einer Hämolyse geeignet als Haptoglobin, da letzteres ein Akute-Phase-Protein ist
Indikation:	Verdacht auf **intravasale Hämolyse**

Haptoglobin (Blut)

Aussage:	Erfassung von Störungen des Transports von freiem Hämoglobin		
normal:	50–300 mg/dl = 8–46 µmol/l		
erhöht:	Infektionsprozesse (Akute-Phase-Protein), akute Gewebsnekrosen, nephrotisches Syndrom, Eisenmangelanämie		
vermindert:	Intravasale Hämolyse, hämolytische Anämien, Lebererkrankungen, Malabsorption		
Präanalytik:	Ausreichender zeitlicher Abstand nach endoskopischen oder chirurgischen Eingriffen		
Material:	Serum	**Medium:**	Nativ
Volumen:	1 ml	**Transport:**	Frisch
Methode:	Nephelometrie		
Besonderheiten:	Bei extrem niedrigen Konzentrationen ist zur Abschätzung der intravasalen Hämolyse eine weiterführende Hämopexin-Bestimmung angezeigt. Die Parallelbestimmung von CRP ist sinnvoll, da bei entzündlichen Geschehen eventuell falsch normale Werte erhalten werden können		
Indikation:	Verdacht auf **intravasale Hämolyse**		

Kohlenmonoxid-Hämoglobin (CO-Hb) (Blut)

Aussage:	Erfassung des 250-mal fester als Sauerstoff an Hämoglobin bindenden Kohlenmonoxids
normal:	<2% des gesamten Hämoglobins
erhöht:	Vergiftungen (Erd-, Generator-, Kokerei-, Auspuff-Gas; unvollkommene Verbrennung von Kohle)
vermindert:	Nicht relevant
Präanalytik:	Möglichst nach mehrstündiger Zigaretten-Abstinenz

Material:	Vollblut	**Medium:**	EDTA
Volumen:	5 ml	**Transport:**	Eilig
Methode:	Spektralphotometrie (419, 539, 568 nm)		

Besonderheiten:	Bei Rauchern finden sich erhöhte Werte bis 10 %. Das Blut ist bei hohen Carboxy-Hb-Konzentrationen über 50 % (letal) kirsch- bis scharlachrot
Indikation:	Verdacht auf **Kohlenmonoxid-Vergiftung**, Therapiekontrolle

Leukozyten (Blut)

Aussage:	Erfassung a) von Reaktionen auf mikrobielle Infektionen infolge der Phagozytose- und Lyse-Eigenschaften gegenüber Fremdkörpern und b) von Störungen der Myelopoese
normal:	4.000–10.000 pro µl
erhöht:	Leukozytose (z.B. bei bakteriellen Infektionen, Intoxikationen), Leukämien
vermindert:	Leukopenie (z.B. bei Knochenmarksdepressionen, bei Knochenmarksveränderungen im Rahmen von Tumoren, bei Osteomyelosklerose, unter Zytostatikatherapie)
Präanalytik:	Stärkere körperliche Belastung 24 Stunden vor Untersuchung vermeiden!
Material:	Vollblut
Medium:	EDTA
Volumen:	1 ml
Transport:	Weniger als 24 Stunden stabil
Methode:	a) Kammerzählung (nach Auflösung der Erythrozyten), b) elektronisch (Flow-Zytometrie)
Besonderheiten:	Messungen im Kapillarblut sind weniger genau; Die ersten 2 Tropfen nach Einstich sind zu verwerfen! Wegen der Umverteilung des intravasalen Wasserraums bestehen Unterschiede zwischen stehenden, sitzenden und liegenden Patienten
Indikation:	**Infektionen**, **myeloproliferative** und **lymphoproliferative** Erkrankungen (z.B. **Leukämien**), **Zytostatika-Therapiekontrolle**, **Knochenmarkserkrankungen**

Lymphozyten-Populationen (Blut)

Aussage:	Erfassung von Störungen der zellulären Immunreaktion
normal:	B-Subset: <20%; T (Gesamt): 57–87%, Helferzellen: 34–63%, Suppressorzellen.: 15–42%
pathologisch:	Bei Lymphozytose: Lymphome, lymphatische Leukämien, vorwiegend virale Infekte; bei Lymphopenie: primäre und sekundäre Defektimmunopathien, vorwiegend bakterielle Infekte. Verschiebung der Ratio (z.B. bei Autoimmunprozessen und Sarkoidosen, bei AIDS)
Präanalytik:	Keine Besonderheiten

Material:	Vollblut	**Medium:**	Heparin
Volumen:	10 ml	**Transport:**	Frisch

Methode:	Flow-Zytometrie mit monoklonalen, Fluorescin- oder Rhodamin-markierten Antikörpern
Besonderheiten:	Die Helfer-/Suppressor-Ratio ist normalerweise über 1 und zeigt damit eine ausgeglichene und ausreichende Immunstimulierbarkeit an
Indikation:	Differentialdiagnose der **Leukämien**, Kontrolle **lymphatischer Erkrankungen**, Beurteilung und Kontrolle von **Immundefekten**

Methämoglobin (Met-Hb) (Blut)

Aussage:	Erfassung einer Störung der Hämoglobin-Oxidation im Methämoglobin-Reduktase-System
normal:	Nicht nachweisbar (Letalität bei mehr als 70% des Gesamt-Hämoglobins)
erhöht:	Toxisch-hämolytische Anämie durch Wasserstoffperoxid, Phenylhydrazin, Antihypertensiva (Na-Nitroprussid, Na-Nitrit, Na-Thiocyanat), familiärer Diaphorase-Mangel, hereditäre Methämoglobinämie
vermindert:	Nicht relevant
Präanalytik:	Keine Besonderheiten

Material:	Vollblut	**Medium:**	EDTA
Volumen:	5 ml	**Transport:**	Eilig
Methode:	Spektralphotometrie (630, 546 nm)		

Besonderheiten:	Gleichzeitig Nachweis von Heinz-Innenkörpern in den Erythrozyten
Indikation:	Erbliche **Methämoglobinämie, toxisch-hämolytische Anämie**

Mittlerer Hb-Gehalt der Erythrozyten (MCH) (Blut)

Aussage: Erfassung von Störungen des Hämoglobingehalts der einzelnen Erythrozyten

normal: 27–32 pg = 1,7–2,0 fmol

erhöht: Kernreifungs- bzw. Zellteilungsstörung der Erythropoese (makrozytäre und hyperchrome Anämien)

vermindert: Hämoglobin-Synthesestörung (mikrozytäre und hypochrome Anämien)

Präanalytik: Keine Besonderheiten

Material: Vollblut

Medium: EDTA

Volumen: 1 ml

Transport: Weniger als 24 Stunden haltbar

Methode: Rechnerisch (Hämoglobin dividiert durch die Erythrozyten-Zahl)

Besonderheiten: Synonym: Färbeindex (HbE)
Auf verschiedenen Methoden beruhende rechnerische Verfahren führen im Hinblick auf eine geringe interindividuelle Streubreite gelegentlich zu Diskrepanzen

Indikation: Differentialdiagnose der **Anämien** (**mikrozytäre Anämie**, **hypochrome Anämie**)

Mittleres Erythrozytenvolumen (MCV) (Blut)

Aussage:	Erfassung von Störungen des Volumens der Einzelerythrozyten
normal:	82–96 μm^3 = 82–96 fl
erhöht:	Kernreifungs- und Zellteilungsstörungen der Erythropoese (makrozytäre und viele hyperchrome Anämien)
vermindert:	Hb-Synthesestörung (mikrozytäre und hypochrome Anämien), Sphärozytose
Präanalytik:	Keine Besonderheiten

Material:	Vollblut	**Medium:**	EDTA
Volumen:	1 ml	**Transport:**	Weniger als 24 Stunden haltbar
Methode:	Rechnerisch (Hämatokrit dividiert durch die Erythrozyten-Zahl)		

Besonderheiten:	Auf verschiedenen Methoden beruhende rechnerische Verfahren führen im Hinblick auf eine geringe interindividuelle Streubreite gelegentlich zu Diskrepanzen
Indikation:	Differentialdiagnose der **Anämien** (**mikrozytäre Anämie**, **hypochrome Anämie**)

Mittlere Zell-Hb-Konzentration (MCHC) (Blut)

Aussage:	Erfassung von Störungen der Hämoglobinkonzentration in den Erythrozyten unabhängig von der Gesamterythrozytenzahl
normal:	32–36 g/dl = 20,0–22,3 mmol/l
erhöht:	Kernreifungs- und Zellteilungsstörungen der Erythropoese (makrozytäre Anämie und viele hyperchrome Anämien)
vermindert:	Hämoglobin-Synthesestörung (mikrozytäre und hypochrome Anämien)
Präanalytik:	Keine Besonderheiten

Material:	Vollblut	**Medium:**	EDTA
Volumen:	1 ml	**Transport:**	Weniger als 24 Stunden haltbar

Methode:	Rechnerisch (Hämoglobin dividiert durch Hämatokrit)
Besonderheiten:	Auf verschiedenen Methoden beruhende rechnerische Verfahren führen im Hinblick auf eine geringe interindividuelle Streubreite gelegentlich zu Diskrepanzen
Indikation:	Differentialdiagnose der **Anämien** (**mikrozytäre Anämie**, **hypochrome Anämie**)

Retikulozyten (Blut)

Aussage:	Erfassung von Störungen der erythropoetischen Knochenmarksaktivität
normal:	<4 ‰ = 20.000–160.000 pro µl
erhöht:	Hämolytische Anämien, akute Hämolyse, akute Hypoxie, akuter Blutverlust, nach Therapiebeginn bei Eisen- und Vitaminmangelanämien
vermindert:	Erythroblastophthise, aplastische Anämie, nach Zytostatikatherapie, Radiatio
Präanalytik:	Keine Besonderheiten

Material:	Vollblut	**Medium:**	EDTA
Volumen:	1 ml	**Transport:**	Frisch

Methode:	a) Mikroskopie (Vitalfärbung mit Brillant-Kresyl-Blau), b) Flow-Zytometrie (Acridin-Orange-Färbung)
Besonderheiten:	Große methodische und interindividuelle Fehlerbreite!
Indikation:	**Anämien**, Störungen der **Hämatopoese**

Thrombozyten (Blut)

Aussage:	Erfassung von morphologischen und quantitativen Störungen der Blutblättchen und der Thrombopoese		
normal:	150.000–400.000 pro µl		
erhöht:	Thrombozytose: myeloproliferative Knochenmarkserkrankungen, nach Splenektomie, reaktiv (nach Blutungen, bei Tumoren, in der Sepsis)		
vermindert:	Thrombopenie, Knochenmarksinsuffizienz, Verbrauchskoagulopathie, nach Zytostase, Pharmaka, Zustand nach Blutungen		
Präanalytik:	Keine Besonderheiten		
Material:	Vollblut	**Medium:**	EDTA
Volumen:	1 ml	**Transport:**	Weniger als 4 Stunden stabil
Methode:	a) Phasenkontrastmikroskopie nach Procainhämolyse, b) elektronisch (Flow-Zytometrie)		
Besonderheiten:	Elektronische Verfahren erfassen oft sehr große Thrombozyten nicht und Zelltrümmer falsch als Thrombozyten. Bei pathologischer Thrombozytenagglutination (Paraproteinämien) resultieren zu niedrige Werte		
Indikation:	Zustand nach **Blutungen**, Verdacht auf **Blutungsneigung**, **myeloproliferative Erkrankungen**, **Zytostatika-Therapiekontrolle**		

Zelloberflächen-Marker (Blut)

Aussage:	Erfassung von Antigenen zellulärer Oberflächenepitope
normal:	Immunphänotypisierung entsprechend den Antigen-Clustern (CD)
erhöht:	Leukämie- und Tumorklassifikation (Hodgkin- und Non-Hodgkin-Lymphome)
vermindert:	Primäre und sekundäre Defektimmunopathien
Präanalytik:	Keine Besonderheiten

Material:	Vollblut	**Medium:**	Lithiumheparinat
Volumen:	10 ml	**Transport:**	Frisch

Methode:	Flow-Zytometrie mit monoklonalen, Fluorescein- oder Rhodamin-markierten Antikörpern
Besonderheiten:	Die Klassifizierung maligner Zellentartung geht davon aus, daß der Nachweis bestimmter Antigene Ausdruck des momentanen Entwicklungsstillstandes der betroffenen Zellen ist
Indikation:	Differenzierung von **Leukämien** und **Lymphomen**, **myeloproliferative Erkrankungen**

Hämostaseologie

Antiplasmin (Blut)

Aussage:	Erfassung von Störungen der physiologischen Fibrinolysehemmung (Komplexbildung mit Plasmin)
normal:	0,06–0,1 g/l (Konzentration); 70–120 % (Aktivität)
erhöht:	Nicht relevant
vermindert:	Hyperfibrinolyse bei Verbrauchskoagulopathie, Leberparenchymschäden, akute Promyelozytenleukämie
Präanalytik:	Exakte Blutentnahme bis zum erforderlichen Gesamtvolumen am ruhenden Patienten; sofort vorsichtig mischen
Material:	Plasma
Medium:	Citrat 1:10
Volumen:	5 ml
Transport:	Frisch
Methode:	Nephelometrie, Aktivitätsbestimmung (Photometrie mit einem chromogenen Substrat)
Besonderheiten:	Unter fibrinolytischer Therapie kommt es zu einem unterschiedlich stark ausgeprägten Antiplasmin-Abfall (am stärksten unter Steptokinase, am mildesten unter t-PA)
Indikation:	**Hyperfibrinolyse**, Differentialdiagnose unklarer **Blutungen**

Antithrombin III (AT III) (Blut)

Aussage:	Erfassung von Störungen des physiologischen Inhibitors der intravasalen Gerinnung (Komplexbildung mit Heparin)
normal:	0,14–0,39 g/l (Proteinkonzentration); 10–15 U/l (Aktivität)
erhöht:	Antikoagulantientherapie, Cholestase
vermindert:	Familiärer AT-III-Mangel, Verbrauchskoagulopathien, Sepsis, schwerer Leberparenchymschaden, nephrotisches Syndrom, exsudative Enteropathie, Beginn einer Heparintherapie
Präanalytik:	Exakte Blutentnahme bis zum erforderlichen Gesamtvolumen am ruhenden Patienten; sofort vorsichtig mischen

Material:	Plasma (Serum)	**Medium:**	Citrat 1:10
Volumen:	5 ml	**Transport:**	Frisch, eilt

Methode:	Konzentrationsmessung mit Nephelometrie, Aktivitätsmessung mit chromogenem Substrat
Besonderheiten:	Die Halbwertszeit von AT-III beträgt 3 Tage. Heparin-Überdosierung führt zu AT-III-Mangel. Heparin-Kofaktor II wird bei der Aktivitätsbestimmung miterfaßt, woraus sich die Differenz zu immunologischen Methoden erklärt. Ovulationshemmer verursachen einen AT-III-Mangel
Indikation:	**Thromboembolien**, Verdacht auf **AT-III-Mangel**

Blutungszeit (Blut)

Aussage:	Globale Erfassung von Störungen der Blutstillung
normal:	3–5 Minuten
pathologisch:	Verlängert: Thrombozytopathie, Thrombozytenfunktionsstörung, Hypo- und Afibrinogenämie, hohe Heparinkonzentrationen, Thrombozytenaggregationshemmer (ASS), Faktorenmangel (von-Willebrand-Syndrom, Hämophilie A und B)
Präanalytik:	Keine Besonderheiten

Material:	Kapillarblut	**Medium:**	Bestimmung am Patienten
Volumen:	Tropfen	**Transport:**	

Methode:	a) subaqual, b) Aufsaugen mit Filterpapier alle 15 Sekunden nach Setzen einer standardisierten Stichverletzung
Besonderheiten:	Methode b) ergibt häufig zu kurze bzw. fälschlich normale Zeiten. Bei klassischen Koagulopathien ist die Blutungszeit häufig normal, da in erster Linie die Plättchenfunktion erfaßt wird
Indikation:	**Orientierungstest** bei Verdacht auf Störungen der **Thrombozytenfunktion, hämorrhagische Diathese**

Fibrin-Monomere (Blut)

Aussage:	Erfassung von Störungen der Prothrombinaktivierung und Fibrinbildung
normal:	Negativ
erhöht:	Dissiminierte intravasale Gerinnung (DIC), Frühphase der Verbrauchskoagulopathie (z.B. Septikämie, Schock, Gewebsnekrosen)
vermindert:	Nicht relevant
Präanalytik:	Exakte Blutentnahme bis zum erforderlichen Gesamtvolumen am ruhenden Patienten; sofort vorsichtig mischen

Material:	Plasma	**Medium:**	Citrat 1:10
Volumen:	5 ml	**Transport:**	Frisch

Methode:	a) Erythrozyten-Agglutination b) Dissoziation löslicher Fibrinogen-Fibrinmonomer-Komplexe
Besonderheiten:	Im Gegensatz zu den Dissoziationstests ist der Agglutinationstest nicht von Fibrinogenkonzentrationen und Konzentrationen der Fibrin(ogen)spaltprodukte (FSP) abhängig
Indikation:	**Intravasale Gerinnung**, Früherkennung der **Verbrauchskoagulopathie**

Fibrin-Dimere (Blut)

Aussage:	Auftreten vermehrter Fibrin(ogen)spaltprodukte (Dimere des FSP-Fragmentes D)
normal:	20–400 µg/l
erhöht:	Spätphase der dissiminierten intravasalen Gerinnung (DIC), gesteigerte Fibrinolyse, Verbrauchskoagulopathie, fibrinolytische Therapie, Thromboembolie
vermindert:	Nicht relevant
Präanalytik:	Exakte Blutentnahme bis zum erforderlichen Gesamtvolumen am ruhenden Patienten; sofort vorsichtig mischen

Material:	Plasma	**Medium:**	Citrat 1:10
Volumen:	5 ml	**Transport:**	Frisch
Methode:	a) Latex-Agglutination, b) Immunoassay (EIA)		

Besonderheiten:	Die Halbwertszeit für die Fibrin-Dimere beträgt 8 Stunden. Der Nachweis setzt voraus, daß ausreichend F XIIIa für eine Polimerisation der Fibrinmonomere vorhanden ist. Der Test reagiert nicht mit Fibrinogen.
Indikation:	Verstärkte **Fibrinolyse**, Therapiekontrolle der Fibrinolyse, **Thrombose**- und **Embolie**-Diagnostik, **Verbrauchskoagulopathie, intravasale Gerinnung** (**DIC**)

Fibrinogen (Blut)

Aussage:	Erfassung von Störungen der Gerinnung und der Fibrinolyse
normal:	250–500 mg/dl = 7,2–14,5 µmol/l
erhöht:	Infektionen (Akute-Phase-Protein), Tumoren, Urämie
vermindert:	Disseminierte intravasale Gerinnung (DIC), Verbrauchskoagulopathie, therapeutische Fibrinolyse, Leberparenchymschäden, angeborene Afibrinogenämie bzw. Hypofibrinogenämie
Präanalytik:	Ausreichender zeitlicher Abstand nach endoskopischen oder chirurgischen Eingriffen. Exakte Blutentnahme bis zum erforderlichen Gesamtvolumen am ruhenden Patienten; sofort vorsichtig mischen

Material:	Plasma	**Medium:**	Citrat 1:10
Volumen:	5 ml	**Transport:**	Frisch

Methode:	a) Koagulometrie (Thrombinzeit), b) Turbidimetrie mit Batroxobin (Reptilase)
Besonderheiten:	Die Halbwertszeit von Fibrinogen beträgt 4–6 Tage. Bei Dysfibrinogenämie, erhöhtem Heparin und in Anwesenheit von FSP (Polymerisationshemmung) finden sich im Koagulationstest falsch erniedrigte Werte. Spaltprodukte werden z.T. von beiden Tests erfaßt. Valproinsäure-Therapie bewirkt eine Verminderung
Indikation:	**Intravasale Gerinnung (DIC)**, **Verbrauchskoagulopathie**, Therapiekontrolle der **Fibrinolyse**

Fibrinogen-Spaltprodukte (FSP) (Blut)

Aussage: Erfassung der durch Plasmin gebildeten Abbauprodukte von Fibrinogen

normal: <1 mg/l = <3 nmol/l

erhöht: Hyperfibrinolyse (Verbrauchskoagulopathie, Fibrinolysetherapie, hämolytisch-urämisches Syndrom, chirurgische Eingriffe, Nekrosen Plasminogen-Aktivator-reicher Gewebe wie Prostata und Pankreas)

vermindert: Nicht relevant

Präanalytik: Blutentnahme in Spezialröhrchen am ruhenden Patienten; sofort vorsichtig mischen

Material: Serum

Medium: Spezialröhrchen (Ca, Thrombin, Aprotinin)

Volumen: 2 ml

Transport: 37°C, eilig

Methode: Latex-Agglutination

Besonderheiten: Die Halbwertszeit für FSP beträgt 5–15 Stunden. Die Defibrinierung (Reptilase, Aprotinin, Ca-Ionen) des Blutes ist vor der Bestimmung unbedingt erforderlich, da eine Kreuzreaktion mit Fibrinogen besteht!

Indikation: Verstärkte **Fibrinolyse**, Therapiekontrolle der Fibrinolyse, **Thrombose**- und **Embolie**-Diagnostik, **Verbrauchskoagulopathie, intravasale Gerinnung (DIC)**

Gerinnungsfaktor II (Blut)

Aussage: Erfassung einer durch Faktorenmangel bedingten angeborenen oder erworbenen Gerinnungsstörung

normal: 70–120 %

erhöht: Nicht relevant

vermindert: Angeborener Faktor-II-Mangel, Vitamin-K-Mangel, Verbrauchskoagulopathien, Leberfunktionsstörungen

Präanalytik: Exakte Blutentnahme bis zum erforderlichen Gesamtvolumen am ruhenden Patienten; sofort vorsichtig mischen

Material: Plasma

Medium: Citrat 1:10

Volumen: 5 ml

Transport: Frisch, eilt

Methode: Aktivitätsmessungen:
a) Koagulometrie (Thromboplastinzeit)
b) chromogene Substrate

Besonderheiten: Synonym: Prothrombin
Halbwertszeit 2 Tage. Zur Kontrolle ist die Thromboplastinzeit geeignet. Hohe Konzentrationen an Heparin und Fibrinogenspaltprodukten können die Faktorenbestimmung hemmend beeinflussen. Manche Cephalosporine führen zu einer Verminderung, Faktor-II-Inhibitoren täuschen eine Verminderung vor

Indikation: Differentialdiagnose der **Gerinnungsstörungen**, Verdacht auf **Prothrombinmangel**

Gerinnungsfaktor V (Blut)

Aussage:	Erfassung einer durch Faktorenmangel bedingten angeborenen oder erworbenen Gerinnungsstörung
normal:	70–120 %
erhöht:	Östrogenpräparate, Protein-C-Mangel (z.B. Cumarintherapie)
vermindert:	Verbrauchskoagulopathie, Leberfunktionsstörungen, Fibrinolysetherapie, angeborener Mangel, erworbener Mangel (z.B. paraneoplastisch)
Präanalytik:	Exakte Blutentnahme bis zum erforderlichen Gesamtvolumen am ruhenden Patienten; sofort vorsichtig mischen

Material:	Plasma	**Medium:**	Citrat 1:10
Volumen:	5 ml	**Transport:**	Frisch, eilt

Methode:	Aktivitätsmessung: a) Koagulometrie (Thromboplastinzeit) b) chromogene Substrate
Besonderheiten:	Synonym: Acceleratorglobulin Halbwertszeit 12–15 Stunden. Zur Kontrolle ist die Thromboplastinzeit geeignet. Hohe Konzentrationen an Heparin und Fibrinogenspaltprodukten können die Faktorenbestimmung hemmend beeinflussen. Faktor-V-Inhibitoren führen zu scheinbar erniedrigten Werten
Indikation:	Differentialdiagnose der **Gerinnungsstörungen**

Gerinnungsfaktor VII (Blut)

Aussage:	Erfassung einer durch Faktorenmangel bedingten angeborenen oder erworbenen Gerinnungsstörung
normal:	70–120 %
erhöht:	Risikofaktor für koronare Herzkrankheit, Östrogenpräparate
vermindert:	Angeborener Faktor-VII-Mangel, Vitamin-K-Mangel, Verbrauchskoagulopathien, Leberfunktionsstörungen
Präanalytik:	Exakte Blutentnahme bis zum erforderlichen Gesamtvolumen am ruhenden Patienten; sofort vorsichtig mischen

Material:	Plasma	**Medium:**	Citrat 1:10
Volumen:	5 ml	**Transport:**	Frisch, eilt

Methode:	Aktivitätsmessung: a) Koagulometrie (Thromboplastinzeit), b) chromogene Substrate
Besonderheiten:	Synonym: Proconvertin Die Halbwertszeit des Faktors VIIa beträgt 2–5 Stunden. Thromboplastinzeit zur Kontrolle geeignet. Hohe Konzentrationen an Heparin und Fibrinogenspaltprodukten können die Faktorenbestimmung hemmend beeinflussen. Manche Cephalosporine führen zu einer Verminderung
Indikation:	Differentialdiagnose der **Gerinnungsstörungen**

Gerinnungsfaktor VIII (Blut)

Aussage:	Erfassung einer durch Faktorenmangel bedingten angeborenen oder erworbenen Gerinnungsstörung
normal:	70–150 %
erhöht:	Venenthrombosen, Ovulationshemmer, Gravidität (2. Hälfte), Urämie, Protein-C-Mangel, Lebererkrankungen, Infektionen (Akute-Phase-Reaktion), Lungenkontusion, Diabetes mellitus
vermindert:	Hämophilie A, angeborenes oder erworbenes von-Willebrand-Syndrom, Verbrauchskoagulopathie, Asparaginase-Therapie, Fibrinolyse-Therapie
Präanalytik:	Ausreichender zeitlicher Abstand nach endoskopischen oder chirurgischen Eingriffen; exakte Blutentnahme bis zum erforderlichen Gesamtvolumen am ruhenden Patienten; sofort vorsichtig mischen

Material:	Plasma	**Medium:**	Citrat 1:10
Volumen:	5 ml	**Transport:**	Frisch, eilt

Methode:	Aktivitätsmessung: a) Koagulometrie (PTT), b) chromogene Substrate
Besonderheiten:	Synonym: antihämophiles Globulin A Halbwertszeit 5–12 Stunden. Zur Kontrolle ist die PTT geeignet. Hohe Konzentrationen an Heparin und Fibrinogenspaltprodukten können die Bestimmung hemmend beeinflussen. Faktor-VIII-Inhibitoren täuschen eine Verminderung vor
Indikation:	**Hämophilie A, von-Willebrand-Syndrom**

Gerinnungsfaktor VIII:Ag (Blut)

Aussage:	Erfassung einer durch Faktorenmangel bedingten angeborenen oder erworbenen Gerinnungsstörung
normal:	70–150 %
erhöht:	Infektionen (Akute-Phase-Reaktion), akute venöse Thrombosen, Lebererkrankungen, Diabetes mellitus, Alterungsprozesse, Lungenkontusionen, Ovulationshemmer, postoperativ, unter Ciclosporin-Therapie, Hämophilie A
vermindert:	Angeborenes oder erworbenes von-Willebrand-Syndrom
Präanalytik:	Ausreichender zeitlicher Abstand nach endoskopischen oder chirurgischen Eingriffen; exakte Blutentnahme bis zum erforderlichen Gesamtvolumen am ruhenden Patienten; sofort vorsichtig mischen

Material:	Plasma	**Medium:**	Citrat 1:10
Volumen:	5 ml	**Transport:**	Frisch, eilt

Methode:	Immunoassay (heterologes Antiserum, ELISA)
Besonderheiten:	Synonym: Faktor-VIII-assoziiertes Antigen Zusammen mit dem Faktor VIII:Rcof (von-Willebrand-Faktor, Ristocetin-Kofaktor) stellt es den großmolekularen Anteil des F-VIII-Moleküls dar, der für die Antigenität verantwortlich ist und infolge von Akute-Phase-Reaktionen und bei erhöhtem Thromboembolie-Risiko auftritt
Indikation:	Differenzierung zwischen **Hämophilie A** und **von Willebrand-Jürgens-Syndrom**

Gerinnungsfaktor IX (Blut)

Aussage:	Erfassung einer durch Faktorenmangel bedingten angeborenen oder erworbenen Gerinnungsstörung
normal:	70–120 %
erhöht:	Vitamin-K-Therapie, Corticoid-Therapie
vermindert:	Hämophilie B, Vitamin-K-Mangel, Leberfunktionsstörungen, Verbrauchskoagulopathien, Asparaginase-Therapie, Amyloidose
Präanalytik:	Exakte Blutentnahme bis zum erforderlichen Gesamtvolumen am ruhenden Patienten; sofort vorsichtig mischen

Material:	Plasma	**Medium:**	Citrat 1:10
Volumen:	5 ml	**Transport:**	Frisch, eilt

Methode:	Aktivitätsmessung: a) Koagulometrie (PTT), b) chromogene Substrate
Besonderheiten:	Synonym: antihämophiles Globulin B (veraltet: Christmas-Faktor) Halbwertszeit 12–30 Stunden. Zur Kontrolle ist die PTT geeignet. Hohe Konzentrationen an Heparin und Fibrinogenspaltprodukten können die Bestimmung hemmend beeinflussen. Manche Cephalosporine führen zu verminderten Aktivitäten
Indikation:	**Hämophilie B**

Gerinnungsfaktor X (Blut)

Aussage: Erfassung einer durch Faktorenmangel bedingten angeborenen oder erworbenen Gerinnungsstörung

normal: 70–120 %

erhöht: Östrogentherapie

vermindert: Angeborener Faktor-X-Mangel, Vitamin-K-Mangel, Verbrauchskoagulopathien, Leberfunktionsstörungen, Asparaginase-Therapie, Amyloidose

Präanalytik: Exakte Blutentnahme bis zum erforderlichen Gesamtvolumen am ruhenden Patienten; sofort vorsichtig mischen

Material: Plasma

Medium: Citrat 1:10

Volumen: 5 ml

Transport: Frisch, eilt

Methode: Aktivitätsmessung:
a) Koagulometrie (Thromboplastinzeit),
b) chromogene Substrate

Besonderheiten: Veraltet Stuart-Power-Faktor: Halbwertszeit 32 Std.. Zur Kontrolle ist die Thromboplastinzeit geeignet. Hohe Konzentrationen an Heparin und FSP hemmen. Die Bestimmung eignet sich auch zur Antikoagulanzien-Therapiekontrolle im Kapillarblut. Im Vergleich zur Prothrombinzeit (PTZ, Quick) bestehen keine Verfälschungen durch Dys- und Hypofibrinogenämien oder durch Faktor-V-Mangel

Indikation: Differentialdiagnose der **Gerinnungsstörungen**, **Antikoagulanzien-Therapiekontrolle**

Gerinnungsfaktor XI (Blut)

Aussage: Erfassung einer durch Faktorenmangel bedingten angeborenen oder erworbenen Gerinnungsstörung

normal: 70–120 %

erhöht: Nicht relevant

vermindert: Faktor-XI-Mangel, Verbrauchskoagulopathien, Leberparenchymschäden, Amyloidose

Präanalytik: Exakte Blutentnahme bis zum erforderlichen Gesamtvolumen am ruhenden Patienten; sofort vorsichtig mischen

Material: Plasma

Medium: Citrat 1:10

Volumen: 5 ml

Transport: Frisch, eilt

Methode: Aktivitätsmessung:
a) Koagulometrie (PTT),
b) chromogene Substrate

Besonderheiten: Veraltet: Rosenthal-Faktor.
Halbwertszeit 10 Stunden. Zur Kontrolle ist die PTT geeignet. Hohe Konzentrationen an Heparin und Fibrinogenspaltprodukten können die Bestimmung hemmend beeinflussen. Faktor-XI-Inhibitoren führen zu fälschlich niedrigen Aktivitätsmessungen

Indikation: Differentialdiagnose der **Gerinnungsstörungen**

Gerinnungsfaktor XII (Blut)

Aussage:	Erfassung einer durch Faktorenmangel bedingten angeborenen oder erworbenen Gerinnungsstörung
normal:	70–150 %
erhöht:	Nicht relevant
vermindert:	Angeborener Faktor-XII-Mangel, nephrotisches Syndrom
Präanalytik:	Exakte Blutentnahme bis zum erforderlichen Gesamtvolumen am ruhenden Patienten; sofort vorsichtig mischen

Material:	Plasma	**Medium:**	Citrat 1:10
Volumen:	5 ml	**Transport:**	Frisch, eilt

Methode:	Aktivitätsmessung: a) Koagulometrie (PTT), b) chromogene Substrate
Besonderheiten:	Veraltet: Hagemann-Faktor. Halbwertszeit 1–3 Tage. Zur Kontrolle ist die PTT geeignet. Hohe Konzentrationen an Heparin und Fibrinogenspaltprodukten können die Bestimmung hemmend beeinflussen. Faktor-XII-Inhibitoren lassen die Aktivitätsmessung fälschlicherweise vermindert erscheinen
Indikation:	Differentialdiagnose der **Gerinnungsstörungen**

Gerinnungsfaktor XIII (Blut),

Aussage:	Erfassung von durch Faktorenmangel bedingten angeborenen oder erworbenen Defekten der Fibrinstabilisierung
normal:	70–120 %
erhöht:	Nicht relevant
vermindert:	Angeborener Faktor-XIII-Mangel, Leberparenchymschäden, Verbrauchskoagulopathien, fibrinolytische Therapie, Promyelozytenleukämie, Tumoren, Asparaginase-Therapie
Präanalytik:	Exakte Blutentnahme bis zum erforderlichen Gesamtvolumen am ruhenden Patienten; sofort vorsichtig mischen

Material:	Plasma	**Medium:**	Citrat 1:10
Volumen:	5 ml	**Transport:**	Frisch, eilt

Methode:	a) Plasma-Verdünnungsreihe, Lyseversuch (Schnelltest), b) Nephelometrie
Besonderheiten:	Synonym: fibrinstabilisierender Faktor. Halbwertszeit 3–5 Tage. Globaltests sind zur Kontrolle nicht geeignet, da die Wirkung von F XIII erst nach der Fibrinbildung einsetzt (Fibrinvernetzung)
Indikation:	Differentialdiagnose der **Gerinnungsstörungen**

Gerinnungszeit (Blut)

Aussage:	Globale Erfassung von Störungen der Fibrinbildung in vitro
normal:	4–10 Minuten
pathologisch:	Verlängerte Gerinnungszeiten finden sich bei Verminderung von plasmatischen Faktoren des endogenen Systems bzw. von Faktoren des exogenen + endogenen Gerinnungssystems (angeboren bzw. erworben, z.B. im Rahmen einer Verbrauchskoagulopathie)
Präanalytik:	Keine Besonderheiten

Material:	Vollblut	**Medium:**	Nativ, 37°C
Volumen:	Glasröhrchen	**Transport:**	Im Labor, sofort
Methode:	Einsetzen der völligen Gelierung		

Besonderheiten:	Unempfindlicher Such- bzw. Orientierungstest. Deutliche Verminderung bei Anwesenheit von Gewebsflüssigkeit und unsauberen Röhrchen. Heute zugunsten der Quick-Wert- und PTT-Bestimmung weitgehend verlassen
Indikation:	**Orientierungstest** zur Erkennung von **Gerinnungsstörung**

Partielle Thromboplastinzeit (PTT) (Blut)

Aussage:	Globale Erfassung aller Faktoren des Intrinsic Systems + der Faktoren I, II, V und X
normal:	<40 Sekunden
pathologisch	Verkürzt: Hyperkoagulabilität (postoperativ, Schwangerschaft, Ovulationshemmer); Verlängert: Hämophilien, von-Willebrand-Syndrom, Verbrauchskoagulopathien, Heparin-Therapie, Antikoagulanzien-Therapie, Penicillin-Therapie (v.a. bei Kindern)
Präanalytik:	Exakte Blutentnahme bis zum erforderlichen Gesamtvolumen am ruhenden Patienten; sofort vorsichtig mischen

Material:	Plasma	**Medium:**	Citrat 1:10
Volumen:	5 ml	**Transport:**	Weniger als 24 Stunden haltbar

Methode:	Koagulometrie (Thrombin- und Fibrinbildung nach Zugabe von partiellen Thromboplastinen)
Besonderheiten:	Eine normale PTT schließt eine leichte Hämophilie nicht aus! Daher ist bei Verdacht auf Hämophilie die Bestimmung der Einzelfaktoren VIII und IX notwendig
Indikation:	Differentialdiagnose der **Gerinnungsstörungen**, **Heparin-Therapieüberwachung**

Plasminogen (Blut)

Aussage: Erfassung von Störungen der Fibrinolyse auf der inaktiven Vorstufe des Plasmins

normal: 0,06–0,25 g/l (Proteinkonzentration); 70–120 % (Aktivitätsmessung)

erhöht: Infektionen (Akute-Phase-Reaktionen), Tumoren

vermindert: Angeborener Plasminogen-Mangel, Hyperfibrinolyse, fibrinolytische Therapie (v.a. Streptokinase), Sepsis, Leberparenchymschäden

Präanalytik: Ausreichender zeitlicher Abstand nach endoskopischen oder chirurgischen Eingriffen.Exakte Blutentnahme bis zum erforderlichen Gesamtvolumen am ruhenden Patienten; sofort vorsichtig mischen

Material:	Plasma	**Medium:**	Citrat 1:10
Volumen:	5 ml	**Transport:**	Frisch

Methode: a) Nephelometrie (Konzentrationsbestimmung), b) chromogene Substrate (Aktivitätsbestimmung)

Besonderheiten: Die Halbwertszeit von Plasminogen beträgt 2 Tage. Es findet eine physiologische Aktivierung von Plasmin durch t-PA oder Urokinase statt. Die Aktivitätsmessung mit chromogenen Substraten ist der früheren Koagulationsmethode deutlich überlegen. Der Plasminogen-Bestimmung ist die Bestimmung von α_2-Antiplasmin bei Hyperfibrinolyse überlegen

Indikation: **Hyperfibrinolyse, Fibrinolyse-Therapieüberwachung, Plasminogen-Mangel**

Protein C (Blut)

Aussage:	Erfassung von Störungen bei der Hemmung des plasmatischen Gerinnungssystems		
normal:	70–120 %		
erhöht:	Nicht relevant		
vermindert:	Heterozygoter familiärer Protein-C-Mangel, Vitamin-K-Mangel, Leberfunktionsstörungen, Verbrauchskoagulopathien		
Präanalytik:	Heparin-Therapie absetzen! Exakte Blutentnahme bis zum erforderlichen Gesamtvolumen am ruhenden Patienten; sofort vorsichtig mischen		
Material:	Plasma	**Medium:**	Citrat 1:10
Volumen:	5 ml	**Transport:**	Frisch
Methode:	a) Aktivität: Koagulometrie (PTT) mit Mangelplasma; b) Konzentration: Immunoassay (ELISA)		
Besonderheiten:	Die Halbwertszeit von Protein C beträgt 6–8 Stunden. Angeborener homozygoter Protein-C-Mangel führt frühzeitig zum Tod durch Thromboembolien. Viamin-K-Antagonisten (Antikoagulanzien) bewirken einen Protein-C-Mangel. Bei der Erstellung der Bezugskurve aus einem Normalplasmapool sind wegen des weiten Normalbereichs mindestens 30 Spender nötig		
Indikation:	Differentialdiagnose der **Thromboembolien**, **Protein C-Mangel**		

Protein S (Blut)

Aussage:	Erfassung von Störungen bei der Hemmung des plasmatischen Gerinnungssystems (Kofaktor des Protein C)
normal:	70–120 %
erhöht:	Nicht relevant
vermindert:	Angeborener Protein-S-Mangel, Vitamin-K-Mangel, Lebererkrankungen
Präanalytik:	Exakte Blutentnahme bis zum erforderlichen Gesamtvolumen am ruhenden Patienten; sofort vorsichtig mischen

Material:	Plasma	**Medium:**	Citrat 1:10
Volumen:	5 ml	**Transport:**	Frisch

Methode:	a) Rocket-Immunodiffusion (Laurell-Elektrophorese), b) Immunoassay (ELISA)
Besonderheiten:	Synonym: Thrombomodulin. Die Halbwertszeit von Protein S beträgt 60 Stunden. Vitamin-K-Antagonisten (orale Antikoagulanzientherapie) bewirken einen Protein-S-Mangel
Indikation:	Differentialdiagnose der **Thromboembolien**, **Protein-S-Mangel**

Prothrombinzeit (PTZ), Quick (Blut)

Aussage:	Globale Erfassung von F I, II, V, VII und X („extrinsic system" und gemeinsame Endstrecke)
normal:	70–120 %; therapeutischer Bereich: 10–20% (Antikoagulanzien)
erhöht:	Penicillin-Therapie (v.a. bei Kindern)
vermindert:	Angeborener oder erworbener Faktoren-Mangel, Vitamin-K-Mangel, Antikoagulanzientherapie, Verbrauchskoagulopathien, Leberfunktionsstörungen
Präanalytik:	Exakte Blutentnahme bis zum erforderlichen Gesamtvolumen am ruhenden Patienten; sofort vorsichtig mischen

Material:	Plasma	**Medium:**	Citrat 1:10
Volumen:	5 ml	**Transport:**	Weniger als 24 Stunden haltbar

Methode:	Koagulometrie (plättchenarmes Plasma, Gewebsthromboplastin + Ca-Ionen, Thrombin- und Fibrinbildung)
Besonderheiten:	Synonym: Quick-Wert, Thromboplastinzeit. Drohende Blutungen durch Fibrinogenmangel werden nicht erfaßt. Dys- und Hypofibrinogenämien oder Faktor-V-Mangel verfälschen den Quick-Wert. Problem: Standardisierung der Thromboplastinpräparate; bei der Antikoagulanzientherapie am besten durch die INR (Int. Normalisation Ratio) zu beheben
Indikation:	Orientierender Test bei **Gerinnungsstörungen**, **Antikoagulanzien-Therapiekontrolle**

Reptilase (Blut)

Aussage:	Differenzierung zwischen Fibrinpolymerisationsstörung und Heparineffekt
normal:	<24 Sekunden
erhöht:	Disseminierte intravasale Gerinnung (DIC), Hyperfibrinolyse, Anwesenheit von Fibrinogenspaltprodukten, Dysfibrinogenämie, Hemmfaktoren
vermindert:	Nicht relevant
Präanalytik:	Exakte Blutentnahme bis zum erforderlichen Gesamtvolumen am ruhenden Patienten; sofort vorsichtig mischen

Material:	Plasma	**Medium:**	Citrat 1:10
Volumen:	5 ml	**Transport:**	Weniger als 24 Stunden haltbar
Methode:	Koagulometrie		

Besonderheiten:	Synonym: Batroxobin. Bei deutlicher Verlängerung sind auch PTT und Prothrombinzeit (Quick-Wert) gleichzeitig verlängert, da die Fibrinbildung gemessen wird. Im Vergleich zur Thrombinzeit bietet die Reptilase den Vorteil der Unempfindlichkeit gegenüber Heparin
Indikation:	**Dysfibrinogenämien**

Thrombelastogramm (TEG) (Blut)

Aussage: Orientierende Erfassung von Störungen im Gerinnungsablauf

normal: Reaktionszeit (r): <12 Min.; Fibrinbildungszeit (k): <4 Min.; Maximalelastizität (ε): 90–150

pathologisch: Hyperfibrinogenämie, Hämophilie, von-Willebrand-Syndrom, Heparintherapie (auch low dose); Thrombozytopenien und -pathien, Thrombozytose, Thrombasthenien, F-XIII- und Antiplasmin-Mangel, Fibrinogenmangel

Präanalytik: Exakte Blutentnahme bis zum erforderlichen Gesamtvolumen am ruhenden Patienten; sofort vorsichtig mischen

Material:	Vollblut	**Medium:**	Citrat 1:10
Volumen:	5 ml	**Transport:**	Unters.in Gegenwart des Pat. im Labor

Methode: Thrombelastograph (Reaktionszeit [r], Fibrinbildungszeit [k], Maximalelastizität [ε])

Besonderheiten: Ein normales Thrombelastogramm schließt eine leichte Koagulopathie nicht aus! Es handelt sich um eine gute, aber relativ aufwendige Methode zur Überwachung einer Verbrauchskoagulopathie mit reaktiver Hyperfibrinolyse

Indikation: **Orientierungstest** bei **hämorrhagischen Diathesen**, Erkennung einer **Hyperkoagulabilät**

Thrombin-Antithrombin-III-Komplex (TAT) (Blut)

Aussage:	Erfassung von Störungen der Thrombinbildung
normal:	1–4 µg/l
erhöht:	Disseminierte intravasale Gerinnung (z.B. bei Promyelozyten-Leukämie, Prostatakarzinom), Polytraumata, postoperativ
vermindert:	Leberinsuffizienz, Blutverlust
Präanalytik:	Exakte Blutentnahme bis zum erforderlichen Gesamtvolumen am ruhenden Patienten; sofort vorsichtig mischen

Material:	Plasma	**Medium:**	Citrat 1:10
Volumen:	5 ml	**Transport:**	Frisch
Methode:	Immunoassay (ELISA)		

Besonderheiten:	Die Halbwertszeit beträgt 10–15 Minuten. Die Bestimmung von TAT ist sinnvoll zur Bestätigung anderer Gerinnungsuntersuchungen (Faktor V, Fibrinogen, AT III), die bei der Verbrauchskoagulopathie hinweisend, jedoch nicht beweisend sind, da sie auch durch Synthesestörungen (Leberparenchymschäden) oder hohen Verlust (Massenblutung) vermindert sein können.
Indikation:	Differentialdiagnose der **Verbrauchskoagulopathie**

Thrombinzeit (TZ) (Blut)

Aussage: Erfassung von Sörungen der Fibrinbildung

normal: <24 Sekunden

pathologisch: Die TZ ist verlängert unter Heparin, bei disseminierter intravasaler Gerinnung (DIC), bei Hyperfibrinolyse, in Anwesenheit von Fibrinogenspaltprodukten, bei Dysfibrinogenämie

Präanalytik: Exakte Blutentnahme bis zum erforderlichen Gesamtvolumen am ruhenden Patienten; sofort vorsichtig mischen

Material: Plasma

Medium: Citrat 1:10

Volumen: 5 ml

Transport: Weniger als 24 Stunden haltbar

Methode: Koagulometrie

Besonderheiten: Bei deutlicher Verlängerung sind auch PTT und Prothrombinzeit (Quick-Wert) gleichzeitig verlängert, da bei diesen Tests die Fibrinbildung gemessen wird. Wenn der Einfluß von Heparin nicht erfaßt werden soll, empfiehlt sich die Bestimmung der Reptilase

Indikation: **Hyperfibrinolyse**, Therapieüberwachung der **Fibrinolyse**, **Heparin-Therapieüberwachung**

Thrombozyten-Adhäsivität (Blut)

Aussage:	Globale Erfassung von angeborenen oder erworbenen Thrombozytopathien
normal:	20–44 Sekunden
erhöht:	Spontanaggregationsneigung, Hyperkoagulabilität
vermindert:	Thrombasthenie (Morbus Glanzmann), von-Willebrand-Syndrom, Bernard-Soulier-Syndrom, Therapie-bedingte Thrombopathien (z.B. Heparin, Acetylsalicylsäure, Clofibrat)
Präanalytik:	Exakte Blutentnahme bis zum erforderlichen Gesamtvolumen am ruhenden Patienten; sofort vorsichtig mischen

Material:	Plasma	**Medium:**	Citrat 1:10
Volumen:	5 ml	**Transport:**	Frisch

Methode:	Retentionstest nach Hellem (Adhäsion an Glasperlen)
Besonderheiten:	Es existieren viele medikamentöse Beeinflussungen: Penicilline, Cephalosporine, Dextrane, Ca-Antagonisten, Antihistaminika, Rezeptorenblocker, Phenylbutazon, Cimetidin, Alkohol
Indikation:	**Thrombozyten-Funktionsstörungen**

Thrombozyten-Aggregation (Blut)

Aussage:	Globale Erfassung von angeborenen oder erworbenen Thrombozytopathien nach in-vitro-Zugabe von aggregierenden Substanzen (z.B. Kollagen, ADP oder Ristocetin)
normal:	Winkel α: 74–86°; Amplitude maximal 0,39–0,59
erhöht:	Spontanaggregationsneigung, Hyperkoagulabilität
vermindert:	Thrombasthenie (Morbus Glanzmann), therapiebedingte Thrombopathien (z.B. Heparin, Acetylsalicylsäure, Clofibrat), Immunthrombozytopenie, Lupus erythematodes (LE); Ristocetin: von-Willebrand-Syndrom, Morbus Werlhof
Präanalytik:	Exakte Blutentnahme bis zum erforderlichen Gesamtvolumen am ruhenden Patienten; sofort vorsichtig mischen

Material:	Plättchenreiches Plasma	**Medium:**	Citrat 1:10
Volumen:	5 ml	**Transport:**	Frisch

Methode:	Photometrie, Extinktionsabnahme bei 432 nm nach Zugabe von Kollagen (1 µg/ml), Adenosindiphosphat (1 µmol ADP) bzw. Ristocetin (1 mg/ml)
Besonderheiten:	Es besteht eine Anzahl medikamentöser Beeinflussungen: z.B. Antibiotika, Dextrane, Ca-Antagonisten, Antihistaminika, Chemotherapeutika, Rezeptorenblocker, Antiphlogistika, Narkotika, Psychopharmaka, Alkohol
Indikation:	Verdacht auf **Thromboyzten-Funktionsstörung**

von-Willebrand-Faktor (F VIII: Rcof) (Blut)

Aussage:	Erfassung einer gestörten Thrombozytenadhäsivität
normal:	Über 60 %
erhöht:	Lebererkrankungen, Malignome, Infektionen (Akute-Phase-Reaktion), Alter, Diabetes mellitus
vermindert:	Angeborenes oder erworbenes von-Willebrand-Syndrom, Myeloproliferation (besonders Thrombozythämie)
Präanalytik:	Ausreichender zeitlicher Abstand nach endoskopischen oder chirurgischen Eingriffen; exakte Blutentnahme bis zum erforderlichen Gesamtvolumen am ruhenden Patienten; sofort vorsichtig mischen
Material:	Plasma
Medium:	Citrat 1:10
Volumen:	5 ml
Transport:	Frisch, eilt
Methode:	Agglutinationstest nach Inkubation mit Spenderthrombozyten und dem Antibiotikum Ristocetin
Besonderheiten:	Synonym: Ristocetin-Kofaktor. Halbwertszeit 6 Stunden. Wegen verschiedener Varianten muß zur Diagnosesicherung neben der Blutungszeit auch das Faktor-VIII-assoziierte Antigen bestimmt werden
Indikation:	Differenzierung zwischen Hämophilie A und **von-Willebrand-Syndrom**

Funktionstests

ACTH-Stimulationstest (Blut)

Aussage:	Erfassung einer Nebennierenrinden-Insuffizienz bei fehlender Ansprechbarkeit auf hormonelle Stimulation
normal:	Anstieg des Cortisols mindestens 25 μg/dl = 0,69 μmol/l
pathologisch:	Kein Anstieg bei Nebennierenrinden-Insuffizienz; beim Cushing-Syndrom mit NNR-Hyperplasie hingegen kommt es infolge der Hypersensitivität der Nebennierenrinde zu einem überschießenden Anstieg des Cortisols; bei den meisten Tumoren der NNR erfolgt kein oder nur ein mäßiger Anstieg
Präanalytik:	Blutentnahme morgens nüchtern

Material:	Plasma	**Medium:**	EDTA
Volumen:	Jeweils 2 ml	**Transport:**	Kühl

Methode:	a) Kurztest: Cortisol-Bestimmung 0, 1 und 2 Stunden nach 0,25 mg = 25 IU ACTH i.v. (Bolus), b) Langzeit-Test: Cortisol-Bestimmung 0, 4, 6 und 8 Stunden nach 0,5 mg = 50 IU ACTH (8-Stunden-Infusion)
Besonderheiten:	Bei autonomem NNR-Tumor ist in der Test in ca. 50% normal, in ca. 50% erfolgt hingegen kein Anstieg des Cortisols. Bei dem Langzeittest müssen auch die Cortisolkonzentrationen im Urin mitbestimmt werden
Indikation:	Differentialdiagnose des **Cushing-Syndroms**

Corticotropin-Releasing-Faktor (CRF-Test) (Blut)

Aussage:	Erfassung einer Hypophysen-Insuffizienz bei fehlender Ansprechbarkeit auf hormonelle Stimulation
normal:	Anstieg des Cortisols und des ACTH
pathologisch:	Fehlender Anstieg von ACTH und Cortisol: hypophysärer ACTH-Mangel; fehlender Anstieg nur von Cortisol: autonome NNR-Tumoren; exzessiver Anstieg von ACTH und Cortisol: hypothalamo-hypophysäres Cushing-Syndrom
Präanalytik:	Blutentnahme morgens nüchtern; vor Durchführung des Tests ist eine mindestens 2-stündige Ruheperiode einzulegen

Material:	Plasma (ACTH), Serum (Cortisol)	**Medium:**	EDTA (ACTH), nativ (Cortisol)
Volumen:	Jeweils 2 ml	**Transport:**	Kühl

Methode:	Bestimmungen von ACTH und Cortisol 0, 15, 30, 45 und 60 Minuten nach 50 µg CRF i.v
Besonderheiten:	Nicht selten kommt es nach der Injektion zu einer kurzfristigen Hitzewallung. Bei tertiärer NNR-Insuffizienz mit CRF kommt es gelegentlich zum ACTH-Anstieg im Gegensatz zum Insulin-Hypoglykämietest
Indikation:	Verdacht auf **Hypophysen-Insuffizienz,** Differentialdiagnose des **Cushing-Syndroms**

Cortisol-Tagesprofil (Blut)

Aussage:	Zentral (vermehrte ACTH-Produktion der Hypophyse, adrenal (vermehrte Glucocorticoid-Freisetzung der NNR) oder ektopisch bedingter (ACTH-Tumoren) Hypercortizismus
normal:	Morgens 6–24 (165–662), mittags 4–20 (110–552) abends 1–12 (28–300), nachts 2–18 µg/dl (55–496 nmol/l)
pathologisch:	Cushing-Syndrom (primär: NNR-Hyperplasie, autonome NNR-Adenome, endokrin aktive Malignome; sekundär: hypophysäre Überfunktion), Pseudo-Cushing-Syndrom (z.B. Alkoholabusus)
Präanalytik:	Beeinflussende Medikamente nach Möglichkeit mindestens 48 Stunden vor Blutentnahme absetzen; stärkere körperliche Belastung ist 24 Stunden vor Untersuchung zu vermeiden!

Material:	Serum	**Medium:**	Nativ
Volumen:	Jeweils 1 ml	**Transport:**	Frisch
Methode:	Immunoassay (RIA, EIA)		

Besonderheiten:	Einflüsse durch akute Psychosen, Streß und akute Allgemeinerkrankungen (hierbei kann die zirkadiane Rhythmik ebenfalls aufgehoben sein)
Indikation:	Verdacht auf **Cushing-Syndrom**

Creatinin-Clearance (Blut und Urin)

Aussage: Erfassung von Störungen der glomerulären Filtrationsrate der Niere

normal: 85–160 ml pro Minute

pathologisch: Niereninsuffizienz (eingeschränkte glomeruläre Funktion)

Präanalytik: Morgens um 8 Uhr die Blase entleeren (Urin verwerfen); Beginn der Sammlung bis zum Morgen des nächsten Tages (letzten Urin um 8 Uhr mit einbeziehen)

Material:	Serum + Probe des 24 Stunden-Urins	**Medium:**	Nativ
Volumen:	1 ml + 5 ml	**Transport:**	24 Stunden-Menge angeben

Methode: Enzymatisch; rechnerisch:

$$\text{Clearance} = \frac{\text{Crea}_{\text{Urin}} \text{ x } \text{Vol}_{\text{Urin}}}{\text{Crea}_{\text{Blut}}}$$

Besonderheiten: Wenn eine durchschnittliche Körperoberfläche von 1,73 m^2 nicht vorliegt (z.B. Kinder), muß mit einem Körperoberflächen-Faktor korrigiert werden

Indikation: **Niereninsuffizienz**

Desferoxamin-Test (Urin)

Aussage: Erfassung der Eisenausscheidung nach Gabe eines Komplexbildners

normal: Eisen-Ausscheidung im Urin <2 mg = <36 µmol pro Tag

pathologisch: Primäre Hämosiderosen (Urin-Eisen nach Desferoxamin >10 mg = >180 µmol pro Tag), sekundäre Hämosiderosen (Urin-Eisen in der Regel <10 mg = <180 µmol pro Tag)

Präanalytik: Morgens um 8 Uhr die Blase entleeren (Urin verwerfen); Beginn der Sammlung bis um 14 Uhr (letzten Urin mit einbeziehen)

Material:	Probe des 6-Stunden-Urins	**Medium:**	Frisch
Volumen:	10 ml	**Transport:**	6 Stunden-Menge angeben

Methode: Eisenbestimmung im 6-Stunden-Sammelurin nach 500 mg Desferoxamin i.m

Besonderheiten: Der Test ist bei Niereninsuffizienz und Vitamin-C-Mangel nicht aussagekräftig

Indikation: Suchtest bei Verdacht auf **Hämosiderose**

Dexamethason-Hemmtest (Blut)

Aussage:	Erfassung von Störungen der Nebennierenrindenfunktion nach Hemmung der ACTH-Freisetzung
normal:	Cortisol im Plasma <4 µg/dl = <110 nmol/l
pathologisch:	Adrenales Cushing-Syndrom (keine Suppression), hypothalamo-hypophysäres Cushing-Syndrom (Suppression mit 8 mg und mehr möglich), schwere endogene Depressionen
Präanalytik:	Beeinflussende Medikamente nach Möglichkeit mindestens 48 Stunden vor Blutentnahme absetzen. Stärkere körperliche Belastung ist 24 Stunden vor Untersuchung zu vermeiden!
Material:	Serum
Medium:	Nativ
Volumen:	Jeweils 1 ml
Transport:	Kühl
Methode:	Dexamethasongabe (2 mg bzw. 8 mg) um 23 Uhr, Cortisolbestimmung vorher und am nächsten Tag um 8 Uhr
Besonderheiten:	Die fehlende Suppression mit 2 mg weist lediglich auf ein Cushing-Syndrom hin. Auch der 8-mg-Test ist nicht beweisend, denn in 40% schwerer endogener Depressionen fällt der Suppressionstest auch bei höherer Dosierung pathologisch aus. Der „Große" Hemmtest (Gabe über 24 Stunden) wird heute kaum mehr angewandt
Indikation:	Diagnose und Differentialdiagnose eines **Cushing-Syndroms**

HVL-Test (Blut)

Aussage:	Erfassung einer globalen Insuffizienz des Hypophysenvorderlappens (HVL)
normal:	Anstieg von ACTH, Cortisol, Wachstumshormon, TSH, LH, FSH und Prolaktin
pathologisch:	Fehlender Anstieg aller oder partieller Hormone bei kompletter oder partieller HVL-Insuffizienz (hypophysär-hypothalamische Prozesse: Tumoren, entzündliche Prozesse, kongenitale Störungen, Traumen, degenerative Prozesse)
Präanalytik:	Beeinflussende Medikamente nach Möglichkeit mindestens 48 Stunden vor Blutentnahme absetzen. Stärkere körperliche Belastung ist 24 Stunden vor Untersuchung zu vermeiden!

Material:	Serum, Plasma (ACTH)	**Medium:**	Nativ (bzw. EDTA)
Volumen:	5 ml (bzw. 2 ml)	**Transport:**	Kühl

Methode:	Bestimmungen: 0, 15, 30 und 60 Min. nach simultaner i.v. Injektion von Releasinghormonen (50 µg CRF, 100 µg GHRH, 200 µg TSH, 25 µg [Frauen] bzw. 100 µg [Männer] LHRH)
Besonderheiten:	Der Test sollte nach einer mindestens 2stündigen Ruhephase durchgeführt werden
Indikation:	Verdacht auf **Hypophysenvorderlappen-Insuffizienz**

Intravenöser Glucose-Toleranz-Test (ivGTT) (Blut)

Aussage:	Erfassung von Störungen der Glucoseverwertung unter Umgehung der Glucoseresorption
normal:	Assimilationskoeffizient (k_G) 1,2–2,2 (altersabhängig)
pathologisch:	Erniedrigt bei gestörter Glucosetoleranz (k_G 1,0–1,2) und Diabetes mellitus (k_G unter 1,0)
Präanalytik:	Blutentnahmen morgens nüchtern

Material:	Venenblut (liegende Venüle)	**Medium:**	Nativ
Volumen:	Jeweils 1 ml	**Transport:**	Sofort bestimmen

Methode:	Blutglucosebestimmungen 0, 10, 15, 30 + 60 Minuten nach 0,33 g pro kg Glucose i.v., Berechnung nach Conard
Besonderheiten:	3 Tage vor dem Test ist eine „normale" Kost mit ausreichenden Anteilen an Kohlenhydraten einzunehmen. Gastrointestinale Faktoren finden in diesem Test keine Berücksichtigung, weswegen auch eine geringere Insulin-Sekretionsstimulierung erfolgt
Indikation:	Ergänzung des oralen **Glucose-Toleranz**-Tests bei Störungen der **Glucose-Resorption** (z.B. **Malabsorptionssyndrom, Morbus Crohn**, Z.n. **Billroth-II-Operation**)

Lactose-Toleranz-Test (Blut)

Aussage: Erfassung eines Lactasemangels

normal: Anstieg der Blutglucose um mehr als 20 mg/dl = 1,1 mmol/l

pathologisch: Verminderter Blutglucose-Anstieg (Durchfälle, Meteorismus, Flatulenz), primärer genetischer Lactasemangel, sekundärer Lactasemangel (z.B. bei Zöliakie, Morbus Whipple, durch Medikamente wie Neomycin, Colchizin, Methotrexat), Lactosemalabsorption mit und ohne Lactasemangel (z.B. nach Magenresektion, Ulcus duodeni, Morbus Crohn, Zollinger-Ellison-Syndrom, nach gastrointestinalen Infekten)

Präanalytik: 12stündige Nahrungs- und Alkoholkarenz

Material: Kapillarblut (Serum, Plasma)

Medium: Nativ (Heparinplasma)

Volumen: Jeweils 1 ml

Transport: Sofort

Methode: Blutglucosebestimmung vor, 30, 60, 90 und 120 Minuten nach 50 g Lactose (oral) in 400 ml Wasser

Besonderheiten: In 25% der Fälle liegen wegen fehlender Standardisierung durch physiologische Motilitätsschwankungen des Darms falsch positive Ergebnisse vor. Pathologische Glucosetoleranz und Diabetes mellitus führen zu falsch negativen Ergebnissen

Indikation: Verdacht auf **Lactasemangel**, **Lactose-Malabsorption**

LH-Releasing-Hormon (LH-RH-Test) (Blut)

Aussage:	Erfassung von Störungen der hypothalamischen und hypophysären Regulierung der Gonaden
normal:	Frauen (zyklusabhängig): LH>20–40 U/l, FSH >5–15 U/l; Männer: LH und FSH 2- bis 3faches der Basalwerte
pathologisch:	Hypogonadismus (hypothalamisch, hypophysär), Prolactinom, hyperandrogenämisch bedingte Ovarialinsuffizienz (überschießender Anstieg des luteinisiernden Hormons)
Präanalytik:	Blutentnahme morgens nüchtern

Material:	Serum	**Medium:**	Nativ
Volumen:	1 ml	**Transport:**	Frisch

Methode:	LH-Bestimmung vor und 30 Minuten nach 25 µg (Frauen) bzw. 100 µg (Männer) LH-RH i.v., FSH-Bestimmung nach 45 Minuten
Besonderheiten:	Bei erhöhten LH- und FSH-Ausgangswerten ist die Durchführung des Tests nicht sinnvoll. Der Test ist gelegentlich auch zur Abschätzung des Schweregrades eines primären Hypogonadismus bzw. zur Beurteilung der erhaltenen oder fehlenden hypophysären Ansprechbarkeit indiziert
Indikation:	Differentialdiagnose des **Hypogonadismus**

Metopiron-Test (Urin)

Aussage:	Erfassung von Funktionsstörungen der Hypophyse durch Stimulation der ACTH-Ausschüttung		
normal:	Anstieg der 17-Hydroxycorticoide (17-OHCS) im Urin		
pathologisch:	Fehlender Anstieg der 17-OHCS: Hypophyseninsuffizienz, autonome NNR-Tumoren (NNR-Cushing-Syndrom), ektope ACTH-Produktion; starker Anstieg der 17-OHCS: hypothalamo-hypophysäres Cushing-Syndrom		
Präanalytik:	Morgens um 8 Uhr die Blase entleeren (Urin verwerfen); Beginn der Sammlung bis zum Morgen des nächsten Tages (letzten Urin um 8 Uhr mit einbeziehen)		
Material:	Probe des 24-Stunden-Urins	**Medium:**	Nativ
Volumen:	10 ml	**Transport:**	24-Stunden-Menge angeben
Methode:	Bestimmung der 17-OHCS vor und 24 Stunden nach 6 x 750 mg Metopiron oral alle 4 Stunden		
Besonderheiten:	Synonym: β-Hydroxylase-Hemmtest. Statt der 17-OHCS kann auch 11-Desoxycortisol bestimmt werden, was jedoch bei großen NNR-Tumoren weniger aussagekräftig ist. Der Test hat an Bedeutung verloren, da die problematische Bestimmung von 17-OHCS zugunsten der direkten Cortisolbestimmung zumeist verlassen wurde		
Indikation:	Funktionsprüfung für die **Hypophyse**, **HVL-Insuffizienz**, Differentialdiagnose des **Cushing-Syndroms**		

Oraler Glucose-Toleranz-Test (oGTT) (Blut)

Aussage: Erfassung einer gestörten Glucoseverwertung

normal: Glucose nüchtern: <100 (< 5,5); nach 1 Std.: <160 (<8,8); nach 2 Std.: <120 mg/dl(< 6,6 mmol/l)

pathologisch: Gestörte Glucosetoleranz (nach 1 Stunde: über 160 mg/dl = 8,8 mmol/l, nach 2 Stunden: über 120 mg/dl = 6,6 mmol/l); Diabetes mellitus (nach 1 Stunde: über 220 mg/dl = 12,1 mmol/l, nach 2 Stunden: über 150 mg/dl = 8,25 mmol/l)

Präanalytik: Kohlenhydratreiche Kost in den letzten 3 Tagen vor dem Test; körperliche Bewegung während des Tests

Material:	Kapillarblut	**Medium:**	EDTA- bzw. Na-Fluorid
Volumen:	Jeweils 100 µl	**Transport:**	Frisch

Methode: Blutglucosebestimmungen 0, 1 und 2 Stunden nach 75 g Glucose bzw. Oligosacchariden

Besonderheiten: Falsch pathologische Ergebnisse können auftreten bei Erkrankungen des Gastrointestinaltrakts, bei Hypokaliämie und Hypomagnesiämie, nach Einnahme von Kontrazeptiva und einigen Medikamenten (Diuretika, Laxantien). Unverwertbare Ergebnisse sind bei Malabsorption und nach bestimmten Medikamenten (z.B. MAO-Hemmer, Reserpin) zu erwarten

Indikation: Verdacht auf herabgesetzte **Glucosetoleranz** und **Diabetes mellitus**

PABA-Test (Urin)

Aussage:	Erfassung von Störungen der exokrinen Pankreasfunktion mit der Testsubstanz N-Benzoyl-Tyrosyl-p-Aminobenzoesäure
normal:	Ausscheidung über 50% der verabreichten Dosis
pathologisch:	Exokrine Pankreasinsuffizienz (keine Differenzierung möglich)
Präanalytik:	Morgens um 8 Uhr die Blase entleeren (Urin verwerfen); Beginn der Sammlung bis 14 Uhr (letzten Urin mit einbeziehen)

Material:	6-Stunden-Sammelurin	**Medium:**	Nativ
Volumen:	10 ml	**Transport:**	Frisch

Methode:	Photometrie der PABA im 6-Stunden-Sammelurin nach oraler Einnahme von 3 Tabletten Bentiromid (333 mg)
Besonderheiten:	Der Test ist sehr störanfällig gegenüber vielen Medikamenten. Daher sind alle Medikamente mindestens 3 Tage vor dem Test abzusetzen. Er ist falsch normal bei Benzoesäure-konservierten Lebensmitteln und oft falsch pathologisch bei entzündlichen Darmerkrankungen, Hepatitis und Niereninsuffizienz
Indikation:	Verdacht auf exokrine **Pankreasinsuffizienz**

Secretin-Pankreozymin-Test (Blut)

Aussage: Erfassung von Störungen der exokrinen Pankreasfunktion (Pankreas-Provokationstest)

normal: Kein signifikanter Übertritt von α-Amylase und Lipase ins Blut

pathologisch: Signifikanter Anstieg im Serum bei chronischer Pankreatitis, Pankreaskarzinom (Abflußstörung)

Präanalytik: 12stündige Nahrungs- und Alkoholkarenz

Material: Serum

Medium: Nativ

Volumen: 1 ml

Transport: Frisch

Methode: Bestimmung von α-Amylase und Lipase vor, 30 und 60 Minuten nach i.v.-Gabe von 1 U Secretin pro kg und 1 U Cholecystokinin-Pankreozymin (CCK-PZ) pro kg

Besonderheiten: Der Test ist lediglich als Suchtest geeignet, da er nicht spezifisch ist. Es finden sich auch falsch positive Erhöhungen bei gastrointestinalen Erkrankungen ohne Anhalt für Pankreasbeteiligung. Bei ausgeprägter chronischer Pankreatitis mit exokriner Insuffizienz ist kein signifikanter Anstieg mehr zu erwarten

Indikation: Verdacht auf **chronische Pankreatitis**, **Pankreasinsuffizienz**

Pankreolauryl-Test (Urin)

Aussage:	Erfassung von Störungen der exokrinen Pankreasfunktion		
normal:	Test-Kontroll-Quotient über 30		
pathologisch:	Schwere bis mäßiggradige exokrine Pankreasinsuffizienz (beweisend bei einem Quotienten unter 20)		
Präanalytik:	Morgens um 8 Uhr die Blase entleeren (Urin verwerfen), dann den Urin bis 18 Uhr sammeln (letzten Urin miteinbeziehen)		
Material:	10-Stunden-Sammelurin	**Medium:**	Nativ
Volumen:	10 ml	**Transport:**	Frisch
Methode:	a) Urinsammlung (10 Stunden), Photometrie (492 nm) a) alternativ 24-Stunden-Urinsammlung, Gabe von 0,5 mmol Fluorescin		
Besonderheiten:	Synonym: Fluoreszin-Dilaurat-Test. Der Test ist für die Erkennung einer leichten Pankreasinsuffizienz nicht sensitiv genug. Bei Magenresektion, entzündlichen Darmerkrankungen und biliären Erkrankungen kann der Test falsch positiv ausfallen. Keine Differenzierung der Insuffizienz möglich. Vitamin B_2 und Azulfidine stören		
Indikation:	Verdacht auf exokrine **Pankreasinsuffizienz**		

Pentagastrin-Test (Blut)

Aussage:	Früherfassung von Störungen des Calcitonins beim C-Zell-Karzinom der Schilddrüse
normal:	Nach Stimulation: Calcitonin unter 300 ng/l = 84 pmol/l
pathologisch:	Medulläres Schilddrüsenkarzinom bereits vor einer Metastasierung, häufig in fortgeschrittenem Stadium bereits erhöhte Basalwerte. Nach Stimulation leicht erhöhte Werte sprechen eher für eine C-Zell-Hyperplasie, überschießend erhöhte Werte für ein Karzinom
Präanalytik:	Testdurchführung morgens nüchtern

Material:	Serum aus gelegtem Katheter	**Medium:**	Nativ
Volumen:	Jeweils 1 ml	**Transport:**	Eisgekühlt

Methode:	Calcitoninbestimmung vor, 2, 5, 7 und 10 Minuten nach 0,5 µg pro kg Pentagstrin s.c
Besonderheiten:	Auch andere Tumoren(z.B. Bronchialkarzinome) können Calcitonin bilden, weswegen der Test nicht beweisend ist
Indikation:	Verdacht auf **medulläres Schilddrüsen-Karzinom**, Operationskontrolle und Rezidivfrüherkennung

Phosphat-Clearance (Blut und Urin)

Aussage: Erfassung von Störungen der tubulären Nierenfunktion und der Nebenschilddrüsenfunktion

normal: 5–16 ml pro Minute

pathologisch: Vermehrt: primärer und sekundärer Hyperparathyreoidismus, Phosphatdiabetes, renale tubuläre Azidose; Vermindert: Hypoparathyreoidismus, Akromegalie, Niereninsuffizienz

Präanalytik: Urinmengen nach Blasenentleerung ab 8 Uhr morgens messen und bis 8 Uhr des nächsten Tages sammeln

Material:	Serum + 2 einstündige Sammelurine	**Medium:**	Nativ
Volumen:	Jeweils 1 ml + 5 ml	**Transport:**	24-Stunden-Menge angeben

Methode: 750 ml Tee, 2stündige Sammelperiode, Berechnung:

$$\text{Phosphat-Clearance} = \frac{\text{Urin-P} \times \text{Urinvolumen}}{\text{Serum-P} \times \text{Sammelzeit}}$$

Besonderheiten: Der Test berücksichtigt die Nierenfunktion nicht und kann daher bei eingeschränkter Nierenfunktion oft normal sein. Die ergänzende Kenntnis über Ca und Creatinin im Serum, die Creatinin-Clearance und Ca-Auscheidung ist notwendig. Die Phosphat-Clearance ist vermindert im Wachstum, bei Schwangerschaft umd Laktation

Indikation: Verdacht auf tubuläre **Niereninsuffizienz**, Erkrankungen der **Nebenschilddrüsen**

PTH-Stimulation (Urin)

Aussage:	Erfassung von Funktionsstörungen der Nierentubuli auf Parathormon-(PTH-)Stimulation hin
normal:	Cyclisches Adenosinmonophosphat (cAMP): <5,5 µmol/g Creatinin: <450 µmol/mol Creatinin
pathologisch:	Die Stimulation mit PTH ergibt beim Hypoparathyreoidismus einen regelrechten cAMP-Anstieg im Urin mit einsetzender Phosphaturie (bei normalem Serumcalcium); bei Pseudohypoparathyreoidismus Typ II hingegen kommt es zu einem cAMP-Anstieg ohne Phosphaturie; und beim Pseudohypoparathyreoidismus Typ I erfolgt kein cAMP- Anstieg
Präanalytik:	Morgens um 8 Uhr die Blase entleeren (Urin verwerfen); Beginn der Sammlung bis zum Morgen des nächsten Tages (letzten Urin um 8 Uhr mit einbeziehen)

Material:	Probe des 24 Stunden-Urins	**Medium:**	Versand tiefgefroren (mind. -20°C)
Volumen:	10 ml	**Transport:**	24 Std.-Menge angeben

Methode:	cAMP-Bestimmung im Immunoassay (RIA); Injektion von 200 IU Parathormon bzw. 1 µg PTH pro kg KG; stündliches Sammeln von Urin nach einer Vorperiode
Besonderheiten:	Die cAMP-Methode erfaßt das Gesamt-cAMP (plasmatisch und glomerulär). Durch Bezug auf das Creatinin wird der Sammelfehler korrigiert. Durch Bezug auf die GFR (Creatinin-Clearance) wird zusätzlich die Nierenfunktion berücksichtigt
Indikation:	Differentialdiagnose des **Hypoparathyreoidismus** (Differenzierung gegenüber Pseudohypoparathyreoidismus Typ I und II)

Schilling-Test (Urin)

Aussage:	Erfassung von Resorptionsstörungen zumeist wegen Intrinsic-Faktor-Mangels (Vit-B_{12}-Resorptionstest)
normal:	Mehr als 10 % der verabreichten Dosis werden im Urin ausgeschieden
pathologisch:	Chronisch atrophische Gastritis, Z.n. Billroth-II-Resektion oder Teilresektion des Ileums, Gastrektomie, Morbus Crohn, Fischbandwurm, Sprue, Bakterienüberwucherung des Dünndarms
Präanalytik:	Morgens um 8 Uhr die Blase entleeren (Urin verwerfen); Beginn der Sammlung bis zum Morgen des nächsten Tages (letzten Urin um 8 Uhr mit einbeziehen)

Material:	Probe des 24-Stunden-Urins	**Medium:**	Nativ
Volumen:	10 ml	**Transport:**	24-Stunden-Menge angeben

Methode:	Gabe von radioaktivem Co-Vitamin B_{12}, Szintillationszählung des nach 24 Std. ausgeschiedenen Co-Vitamin B_{12}
Besonderheiten:	Eine ausreichende Beurteilung ist nur bei Kenntnis der Creatinin-Clearance möglich, da pathologische Ergebnisse durch eine verminderte glomeruläre Filtrationsrate zustandekommen können. Eine weitere Differenzierung zwischen Resorptionsstörung und Intrinsic-Faktor-Mangel ist duch zusätzliche Gabe von 35 mg Intrinsic-Faktor-Konzentrat bei Testwiederholung möglich
Indikation:	Verdacht auf **atrophische Gastritis** als wesentliche Ursache der **perniziösen Anämie**

Thyreoidea Releasing Hormon (TRH-Test) (Blut)

Aussage:	Erfassung von Störungen der Hormonachse Hypothalamus – Hypophyse – Schilddrüse
normal:	Anstieg des TSH nach Stimulation: mindestens 2–25 mU/l
pathologisch:	Überschießender Anstieg: latente und manifeste Hypothyreose, primäre Hypothyreose, Jodmangel, Jodverwertungsstörungen; fehlender Anstieg: latente und manifeste Hyperthyreose, Non-responder, Suppressionstherapie, sekundäre Hypothyreose
Präanalytik:	Beeinflussende Medikamente nach Möglichkeit mindestens 48 Stunden vor Blutentnahme absetzen

Material:	Serum (2 x)	**Medium:**	0 + 30 Minuten.,nativ
Volumen:	1 ml	**Transport:**	Frisch

Methode:	TSH-Bestimmung (EIA) vor und 30 Minuten nach 200 µg TRH i.v. oder 240 Minuten nach 1 Tbl.TRH (400 mg)
Besonderheiten:	Einige Medikamente haben entweder eine verstärkte oder verminderte TSH-Antwort zur Folge (z.B. Jodid, Corticoide). Ein verminderter Anstieg ist auch bei schweren Allgemeinerkrankungen, Niereninsuffizienz, Leberzirrhose, Anorexia nervosa, Akromegalie und Cushing-Syndrom zu beobachten
Indikation:	Verdacht auf **Schilddrüsenfunktionsstörungen**

Xylose-Test (Blut und Urin)

Aussage:	Erfassung von Resorptionsstörungen für Monosaccharide im proximalen Jejunum
normal:	Serum (1. + 2. Stunde): jeweils > 30 mg/dl = > 2 mmol/l; Urin (5 Stunden): >4 g = >26,6 mmol/l (altersabhängig)
pathologisch:	Verminderte Resorption bei Erkrankungen des Duodenums und des Dünndarms (z.B. Zöliakie, Amyloidose, Dünndarmresektion, Morbus Whipple, Zollinger-Ellison-Syndrom)
Präanalytik:	Morgens um 8 Uhr die Blase entleeren (Urin verwerfen); Beginn der Sammlung bis 13 Uhr (letzten Urin mit einbeziehen)

Material:	Probe des 5-Stunden-Urins + Serum	**Medium:**	Thymol (10%) in Isopropanol
Volumen:	10 ml + jeweils 1 ml	**Transport:**	Unproblematisch

Methode:	Photometrische Bestimmung von Xylose (p-Brom-Anilin) in Serum und Urin nach oraler Gabe von 25 g D-Xylose in mindestens 300 ml Tee
Besonderheiten:	Ein verminderter (pathologischer) Xylose-Test kann z.B. durch Niereninsuffizienz, ungenügende Hydratation, Hypothyreose, perniziöse Anämie und überstarke bakterielle Darmbesiedlung verursacht werden und zu Mißinterpretationen führen
Indikation:	Differentialdiagnose von **Malabsorptions-Syndromen**

Mikrobiologie

Soweit *kulturell-biologische* Eigenschaften betroffen sind, wurde auf dem Gebiet der Mikrobiologie (Bakteriologie, Parasitologie, Mykologie, Virologie) bewußt auf eine Darstellung einzelner Kenngrößen verzichtet, da sich die klinischen Fragestellungen nach Infektionsursachen in ihrer Richtung gleichen und Antworten in der Regel keine quantitativen Aussagen beinhalten. Da jedoch bei der Präanalytik und insbesondere bei Probengewinnung und Probentransport verschiedenen Materials Besonderheiten zu berücksichtigen sind, um zu einem relevanten Ergebnis zu kommen, werden die Bereiche exemplarisch für einige häufig verwendete Untersuchungsmaterialien behandelt.

Hinsichtlich der *immunologischen* und *serologischen* Verfahren zum Nachweis bakteriologischer, parasitologischer, mykologischer und insbesondere viraler Infektionserreger wird auf die entsprechenden Kapitel „Immunolgie“ bzw. „Serologie“ verwiesen.

Bakteriologische Untersuchungen (Blut)

Aussage: Erfassung von Erregern einer bakteriellen Infektion

normal: Negativ

positiv: Bakterielle Sepsis (Temperaturanstieg, Schüttelfrost, Pulsfrequenzsteigerung, Blutdruckabfall bis zum Schock)

Präanalytik: 2–3 venöse Abnahmen und sofortige Beimpfung von vorgewärmten Blutkulturmedien unter Vermeidung von Kontaminationen; Inhalt der Blutkulturflasche leicht mischen

Material: Venenblut

Medium: Kulturflaschen

Volumen: 10 ml

Transport: Brutschrank (36°C)

Methode: Kulturen, Mikroskopie

Besonderheiten: Mindestens eine Probe *vor* Therapiebeginn; Das Zeitintervall zwischen den Entnahmen soll nicht unter 2 Stunden liegen. Aerobe Erreger (z.B. Mikrokokken, Neisserien, Mykobakterien, Pseudomonas, Legionellen) und anaerobe Erreger (z.B. Actinomyces, Eubacterium, Clostridium, Bacteroides) werden in unterschiedlichen Ansätzen untersucht. Die Bebrütung der Kulturen dauert in der Regel 3–4 Tage

Indikation: Verdacht auf **bakterielle Septikämie**

Bakteriologische Untersuchungen (Liquor)

Aussage:	Erfassung von Erregern einer bakteriellen Infektion im ZNS-Bereich
normal:	Negativ
positiv:	Bakterielle Infektion (z.B. Meningitis, Hirnabszeß)
Präanalytik:	Sterile Liquorpunktion und Überführung in sterile Röhrchen oder sofortige Beimpfung von vorgewärmten Blutkulturmedien unter Vermeidung von Kontaminationen; Inhalt der Flaschen leicht mischen
Material:	Liquor
Medium:	Kulturflaschen oder steriles Röhrchen
Volumen:	5 ml
Transport:	Brutschrank (36°C),. schneller Transport
Methode:	Kulturen, Mikroskopie
Besonderheiten:	Aerobe Erreger (z.B. Mikrokokken, Neisserien, Mykobakterien, Pseudomonas, Legionellen) und anaerobe Erreger (z.B. Actinomyces, Eubacterium, Clostridium, Bacteroides) werden in unterschiedlichen Ansätzen untersucht. Die Bebrütung der Kulturen nimmt in der Regel 3–4 Tage in Anspruch
Indikation:	Verdacht auf **bakterielle Infektion** des **ZNS**, **Meningitis**, **Hirnabszeß**

Bakteriologische Untersuchungen (Sekrete)

Aussage:	Erfassung von Erregern bakterieller Infektionen im Kopf- und Lungenbereich aus z.B. Tränenflüssigkeit, Kiefer-, Stirnhöhlen-, Ohren-, Sputum-, Tracheal- und Bronchialsekret
normal:	Negativ
positiv:	Bakterielle Infektion
Präanalytik:	Sterile Entnahme mit Spezialtupfer und Überführung in sterile Röhrchen oder sofortige Beimpfung von vorgewärmten Kulturmedien unter Vermeidung von Kontaminationen

Material:	Abstrich	**Medium:**	Kulturflaschen oder steriles Röhrchen
Volumen:	Steriler Tupfer	**Transport:**	Brutschrank (36°C), schneller Transport
Methode:	Kulturen, Mikroskopie		

Besonderheiten:	Aerobe Erreger (z.B. Mikrokokken, Neisserien, Mykobakterien, Pseudomonas, Legionellen) und anaerobe Erreger (z.B. Actinomyces, Eubacterium, Clostridium, Bacteroides) werden in unterschiedlichen Ansätzen untersucht. Die Bebrütung der Kulturen nimmt in der Regel 3–4 Tage in Anspruch
Indikation:	Verdacht auf **bakterielle Infektion** der **Augen**, **Ohren** und **Kiefer-** bzw. **Stirnhöhlen**, der **Luftwege** und der **Lunge**

Bakteriologische Untersuchungen (Punktat)

Aussage:	Erfassung von Erregern einer bakteriellen Infektion im betroffenen Bereich aus z.B. Pleurapunktat, Gelenkpunktat, Exsudat, Eiter
normal:	Negativ
positiv:	Bakterielle Infektion
Präanalytik:	Probeentnahme durch sterile Punktion und Überführung in sterile Röhrchen oder sofortige Beimpfung von vorgewärmten Kulturmedien unter Vermeidung von Kontaminationen

Material:	Punktatflüssigkeit	**Medium:**	Kulturflaschen oder steriles Röhrchen
Volumen:	5 ml	**Transport:**	Brutschrank (36°C), schneller Transport
Methode:	Kulturen, Mikroskopie		

Besonderheiten:	Aerobe Erreger (z.B. Mikrokokken, Neisserien, Mykobakterien, Pseudomonas, Legionellen) und anaerobe Erreger (z.B. Actinomyces, Eubacterium, Clostridium, Bacteroides) werden in unterschiedlichen Ansätzen untersucht. Die Bebrütung der Kulturen nimmt in der Regel 3–4 Tage in Anspruch
Indikation:	Verdacht auf **bakterielle Infektion**

Bakteriologische Untersuchungen (Abstrich)

Aussage:	Erfassung von Erregern einer bakteriellen Infektion des betroffenen Bereichs aus z.B. Wundabstrich, Bindehautabstrich, Vaginalabstrich
normal:	Negativ
positiv:	Bakterielle Infektion
Präanalytik:	Sterile Entnahme mit Spezialtupfer und Überführung in sterile Röhrchen oder sofortige Beimpfung von vorgewärmten Kulturmedien unter Vermeidung von Kontaminationen

Material:	Abstrich	**Medium:**	Kulturflaschen oder steriles Röhrchen
Volumen:	Steriler Tupfer	**Transport:**	Brutschrank (36°C), schneller Transport
Methode:	Kulturen, Mikroskopie		

Besonderheiten:	Aerobe Erreger (z.B. Mikrokokken, Neisserien, Mykobakterien, Pseudomonas, Legionellen) und anaerobe Erreger (z.B. Actinomyces, Eubacterium, Clostridium, Bacteroides) werden in unterschiedlichen Ansätzen untersucht. Die Bebrütung der Kulturen nimmt in der Regel 3–4 Tage in Anspruch
Indikation:	Verdacht auf **bakterielle Infektion** des betroffenen Bereichs

Bakteriologische Untersuchungen (Urin)

Aussage:	Erfassung von Erregern einer bakteriellen Infektion im Urogenitalbereich		
normal:	Negativ		
positiv:	Pyelonephritis, Urethritis, Zystitis, Prostatitis, Vesikulitis, Adnexitis		
Präanalytik:	Mittelstrahlurin in sterilem Gefäß auffangen		
Material:	Mittelstrahlurin (Katheterurin)	**Medium:**	Steriles Röhrchen
Volumen:	10 ml	**Transport:**	Schnell
Methode:	Kulturen, Mikroskopie		
Besonderheiten:	Unkorrekt gewonnener und transportierter Urin ist diagnostisch nur bei negativem Erregernachweis und gleichzeitig negativem Hemmstofftest verwertbar		
Indikation:	Verdacht auf **bakterielle Infektion** des **Urogenitaltraktes**		

Bakteriologische Untersuchungen (Stuhl)

Aussage: Erfassung von Erregern einer bakteriellen Infektion des Darms durch Nachweis im Stuhl oder Rektalabstrich

normal: Negativ

positiv: Bakterielle Infektion des Darms, z.B. Enteritis, Kolitis, Proktitis

Präanalytik: Vor Stuhlentleerung muß vollständig Urin gelassen werden. Sterile Entnahme mit Spatel und Überführung in ein steriles Röhrchen oder ein spezielles konservierendes Medium (z.B. Glycerin-Kochsalz)

Material: Repräsentative Probe des Stuhls

Medium: Steriles Röhrchen

Volumen: 1–2 mm^3

Transport: Kontaminationsfrei

Methode: Kulturen, Mikroskopie

Besonderheiten: Bei unkorrektem Transport kann durch ungehemmte Vermehrung der physiologischen Begleitflora oder durch Bakteriophagenwirkung das Ergebnis verfälscht werden

Indikation: Verdacht auf **bakterielle Infektion** des **Darms**

Mykologische Untersuchungen (Blut)

Aussage: Erfassung von Erregern einer Infektion mit Fadenpilzen oder Hefepilzen

normal: Negativ

positiv: Mykologische Sepsis (= Fungiämie): Temperaturanstieg, Schüttelfrost, Pulsfrequenzsteigerung, Blutdruckabfall bis zum Schock

Präanalytik: 2–3 venöse oder arterielle Abnahmen; sofortige Beimpfung von vorgewärmten Blutkulturmedien unter Vermeidung von Kontaminationen; Inhalt der Blutkulturflasche leicht mischen

Material: Vollblut

Medium: Kulturflaschen

Volumen: 10 ml

Transport: Brutschrank (36°C)

Methode: Kulturen, Mikroskopie, Kolonienwachstum auf speziellem Agar

Besonderheiten: Mindestens eine Probe muß *vor* Therapiebeginn gewonnen werden; das Zeitintervall zwischen den Entnahmen soll nicht unter 2 Stunden liegen. Die Bebrütung der Kulturen nimmt in der Regel 3–4 Tage in Anspruch

Indikation: Verdacht auf mykologische Septikämie

Mykologische Untersuchungen (Liquor)

Aussage:	Erfassung der Erreger einer ZNS-Infektion durch Fadenpilze oder Hefepilze, insbesondere durch Candida albicans und Cryptococcus neoformans
normal:	Negativ
positiv:	Mykotische Infektionen des ZNS (vor allem bei Immundefizienz)
Präanalytik:	Sterile Liquorpunktion und Überführung in steriles Röhrchen

Material:	Liquor	**Medium:**	Steriles Röhrchen, kontaminationsfrei
Volumen:	5 ml	**Transport:**	Brutschrank (36°C)

Methode:	Objektträgerausstrich, Mikroskopie, Tuscheverfahren
Besonderheiten:	Bei immundefizienten Patienten kann jeder gezüchtete Pilzstamm als potentieller Erreger angesehen werden
Indikation:	Verdacht auf **Pilz-Infektion** des **ZNS**, **Hirnabszeß**

Mykologische Untersuchungen (Sputum)

Aussage:	Erfassung der Erreger einer Infektion durch Fadenpilze, Hefe(Sproß-)pilze oder dimorphe Pilze, insbesondere von Candida, Cryptococcus und Aspergillus
normal:	Negativ
positiv:	Mykotische Infektionen der Lunge und Atemwege (vor allem bei Immundefizienz)
Präanalytik:	Morgensputum muß unmittelbar nach dem Erwachen abgehustet werden, um Sekret aus den tiefen Atemwegen zu erhalten. Vorher Mund mit Wasser ausspülen

Material:	Sputum (Bronchialaspirat)	**Medium:**	Steriles Röhrchen, kontaminationsfrei
Volumen:	5 ml	**Transport:**	Kühl, später im Labor Brutschrank (36°C)

Methode:	Objektträgerausstrich, Mikroskopie, Kolonienwachstum auf speziellem Agar
Besonderheiten:	Nur wenige Pilze sind humanpathogen. Zumeist sind sie als fakultative Parasiten apathogen. Bei immundefizienten Patienten kann jeder gezüchtete Pilzstamm als potentieller Erreger angesehen werden
Indikation:	Verdacht auf **Pilz-Infektion** insbesondere der **Atemwege**

Mykologische Untersuchungen (Abstrich)

Aussage:	Erfassung der Erreger einer Infektion durch , Fadenpilze, Hefe(Sproß-)pilze, oder dimorphe Pilze an Haut, Haaren und Nägeln (z.B. Candida, Cryptococcen und Aspergillus)
normal:	Negativ
positiv:	Mykotische Infektionen von Haut, Haaren und Nägeln (vor allem bei Immundefizienz)
Präanalytik:	Nach Desinfektion (70%iger Alkohol) Entnahme am Rand eines verdächtigen Prozesses mit einem Skalpell und Überführung in ein steriles Röhrchen

Material:	Abstrich, Abschilferung, Haare, Späne	**Medium:**	Steriles Röhrchen, kontaminationsfrei
Volumen:	Steriler Tupfer oder Originalmaterial	**Transport:**	Kühl, später im Labor Brutschrank (36°C)

Methode:	Objektträgerausstrich, Mikroskopie, Kolonienwachstum auf speziellem Agar
Besonderheiten:	Nur wenige Pilze sind humanpathogen. Zumeist sind sie als fakultative Parasiten apathogen. Bei immundefizienten Patienten kann jeder gezüchtete Pilzstamm als potentieller Erreger angesehen werden
Indikation:	Verdacht auf **Pilz-Infektion** von **Haut**, **Haaren** und **Nägeln**

Parasitologische Untersuchungen (Blut)

Aussage: Erfassung der Erreger von Infektionen durch Parasiten (Plasmodien, Trypanosomen, Filarien)

normal: Negativ

positiv: Malaria tertiana (Plasmodium vivax, Plasmodium ovale), Malaria quartana (Plasmodium malariae), Malaria tropica (Plasmodium falciparum, innerhalb von Stunden tödlich), afrikanische Schlafkrankheit (Trypanosoma gambiense, Trypanosoma rhodesiense), Chagas-Krankheit (Trypanosoma cruzi)

Präanalytik: Blutentnahme für den Nachweis von Mikrofilarie (Larven der Helminthen) stets nur in der Nacht zwischen 21 und 2 Uhr

Material:	Vollblut	**Medium:**	Direkt auf Objektträger
Volumen:	Bluttropfen	**Transport:**	Luftgetrocknet

Methode: Blutausstrich (Dicker Tropfen), Mikroskopie

Besonderheiten: Übertragung durch verschiedene Arten von blutsaugenden Insekten (Wanzen, Mücken, Fliegen). Für Malaria besteht gesetzliche Meldepflicht

Indikation: Verdacht auf **Parasiten-Infektion**, **Malaria**, **Schlafkrankheit**

Parasitologische Untersuchungen (Gewebe)

Aussage:	Erfassung der Erreger von Infektionen durch Parasiten, wie Protozoen, Helminthen (Würmer)
normal:	Negativ
positiv:	Infektionen durch Leishmania: Kala Azar (viszerale Leishmaniase), Orientbeule (Hautleishmaniase), südamerikanische Schleimhauleishmaniase; Pneumocystis carinii (Pneumozystose); Toxoplasma gondii (Toxoplasmose); Trichinen; Echinococcus (Hunde-, Fuchs-, Katzenbandwurm)
Präanalytik:	Ausreichendes und repräsentatives Material von den Rändern der Infiltrate her gewinnen, da der Nachweis selbst für das geübte Auge sehr schwer ist

Material:	Biopsiematerial, Sekret, Bronchiallavage	**Medium:**	Nativ
Volumen:	Soviel als möglich	**Transport:**	Sofort Ausstrich
Methode:	Objektträgerausstrich, Mikroskopie		

Besonderheiten:	Als best geeignetstes Biopsiematerial eignen sich Lymphknoten-, Milz-, Leber- und Knochenmarks-Punktate. Es gibt 13 verschiedene Leishmania-Arten, die zu verschiedenen Krankheitsbildern führen und sich nur biochemisch durch Isoenzymmuster, nicht jedoch morphologisch unterscheiden
Indikation:	Verdacht auf **Parasiten-Infektion**, **Leishmaniase**, **Pneumozystose**, **Toxoplasmose**, **Trichinose**, **Echinokokkose**

Parasitologische Untersuchungen (Abstrich)

Aussage: Erfassung der Erreger von Infektionen durch Protozoen (Flagellaten)

normal: Negativ

positiv: Infektionen des Urogenitaltraktes durch Trichomonaden

Präanalytik: Verarbeitung der Probe unmittelbar nach der Entnahme, da Trichomonaden gegen Austrocknung sehr empfindlich sind und ihre charakteristischen Eigenschaften verlieren

Material: Vaginaabstrich, Urethralsekret

Medium: Ausstrich oder steriles Röhrchen (Fixierung)

Volumen: Soviel als möglich

Transport: Schnell

Methode: Nativausstrich, Mikroskopie

Besonderheiten: Infektionen mit Trichomonas vaginalis können häufig auch symptomlos ablaufen

Indikation: Verdacht auf **Trichomonaden-Infektion** des **Urogenitaltraktes**

Parasitologische Untersuchungen (Stuhl)

Aussage:	Erfassung der Erreger von Infektionen durch Parasiten, z.B. Protozoen, Helminthen (Würmer)
normal:	Negativ
positiv:	Infektionen des Gastrointestinaltraktes durch Amöben, Flagellaten (Lamblien, Trichomonaden), Trematoden (Darm- und Leberegel, Rinder- und Schweine- und Fischbandwurm), Nematoden (Spul- und Hakenwurm)
Präanalytik:	Möglichst keine Anteile von flüssigem oder breiigem Stuhl entnehmen, da die vegetativen Stadien der Protozoen sehr wasserempfindlich sind

Material:	Repräsentative Stuhlprobe	**Medium:**	Nativ
Volumen:	1–2 mm^3	**Transport:**	Schnell

Methode:	Nativausstrich, Jodpräparat, Methiolat/Formalin- oder Zinksulfat-Anreicherung, Mikroskopie
Besonderheiten:	Es treten bei den Protozoen vegetative Stadien (Trophozoiten) und Dauerformen (Zysten, Eier) auf. Bei negativem Befund muß die Untersuchung mindestens an 2 weiteren Tagen wiederholt werden, da eine einmalige Untersuchung wegen der geringen Parasitendichte kein Beweis für deren Abwesenheit ist
Indikation:	Verdacht auf **Parasiten-Infektion** des **Gastrointestinaltraktes**

Virologische Untersuchungen (Blut)

Aussage: Direktnachweis der Erreger von Virusinfektionen

normal: Negativ

positiv: Hepatitis (HAV, HBV, HCV, HDV, EBV, CMV), Bronchitis (Influenzavirus, Adenovirus, Rhinovirus), Gastroenteritis (Rotavirus, Adenovirus), Menigoenzephalitis (HSV, Masern, Mumps, FSME, HIV), Exantheme (Röteln, Masern, HSV, EBV), konnatale Infektionen (Röteln, CMV, HIV, HBV), Keratokonjunktivitis (Adenovirus, Coxackie-Virus, Enterovirus), Lymphadenitis (EBV, CMV, HIV) u.a

Präanalytik: Kenntnis des Infektionsablaufs und der jahreszeitlichen Häufung ist vor der Untersuchung Voraussetzung

Material:	Vollblut	**Medium:**	Heparin
Volumen:	5 ml	**Transport:**	Schnell, kühl

Methode:
a) IgM-Test;
b) Elektronenmikroskopie;
c) Monolayer-Kultur

Besonderheiten: Die Viruskonzentration ist in der Regel kurz nach Ausbruch der Krankheit am höchsten und fällt dann rasch ab

Indikation: Verdacht auf **Virus-Infektion**

Virologische Untersuchungen (Liquor)

Aussage:	Direktnachweis der Erreger von Virusinfektionen
normal:	Negativ
positiv:	Menigitis, Enzephalitis (HSV, Masern, Mumps, FSME, HIV)
Präanalytik:	Kenntnis des Infektionsablaufs und der jahreszeitlichen Häufung ist vor der Untersuchung Voraussetzung

Material:	Liquor	**Medium:**	Nativ
Volumen:	2 ml	**Transport:**	Schnell, vor Austrocknung schützen!
Methode:	a) IgM-Test; b) Elektronenmikroskopie; c) Monolayer-Kultur		

Besonderheiten:	Die Viruskonzentration ist in der Regel kurz nach Ausbruch der Krankheit am höchsten und fällt dann rasch ab
Indikation:	Verdacht auf **Virus-Infektion** des **ZNS**, **Enzephalitis**, **Meningitis**

Virologische Untersuchungen (Abstrich)

Aussage:	Direktnachweis der Erreger von Virusinfektionen		
normal:	Negativ		
positiv:	Bronchitis, Pharyngitis, Sinusitis, Otitis (Influenza, Adeno, Rhino), Keratitis, Konjunktivitis (Adenovirus, Coxsackie-Virus, Enterovirus)		
Präanalytik:	Kenntnis des Infektionsablaufs und der jahreszeitlichen Häufung ist vor der Untersuchung Voraussetzung		
Material:	Augen-, Rachenabstrich, Nasen-, Ohrensekret		Steriler Tupfer
Volumen:	Originalabstrich		Schnell, kühl, steriles Transportmedium
Methode:	a) IgM-Test; b) Elektronenmikroskopie; c) Monolayer-Kultur		
Besonderheiten:	Die Viruskonzentration ist in der Regel kurz nach Ausbruch der Krankheit am höchsten und fällt dann rasch ab		
Indikation:	Verdacht auf **Virus-Infektion** (**Bronchitis**, **Pharyngitis**, **Keratitis**, **Konjunktivitis**)		

Virologische Untersuchungen (Stuhl)

Aussage: Direktnachweis der Erreger von Virusinfektionen

normal: Negativ

positiv: Virusinfektionen des Gastrointestinaltraktes, z.B. durch Rotaviren, Adenoviren, Ausscheidung von Hepatitis-A-Viren

Präanalytik: Kenntnis des Infektionsablaufs und der jahreszeitlichen Häufung ist vor der Untersuchung Voraussetzung.

Material:	Faeces	**Medium:**	Vor Austrocknung schützen
Volumen:	Haselnußgroße Menge	**Transport:**	Schnell, kühl

Methode:
a) IgM-Test;
b) Elektronenmikroskopie;
c) Monolayer-Kultur

Besonderheiten: Die Viruskonzentration ist in der Regel kurz nach Ausbruch der Krankheit am höchsten und fällt dann rasch ab

Indikation: Verdacht auf **Virus-Infektion**

Sachverzeichnis

Indikationen-Register

Laborwerte-Register

Synonyme werden als Querverweis auf die geläufigste Bezeichnung aufgeführt

Notizen

Notizen